儿童风湿免疫病
护理问答

罗书立　主编

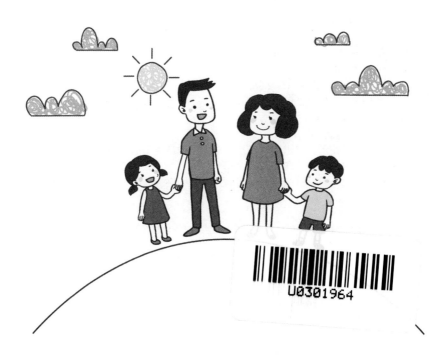

科学技术文献出版社
SCIENTIFIC AND TECHNICAL DOCUMENTATION PRESS
·北京·

图书在版编目（CIP）数据

儿童风湿免疫病护理问答 / 罗书立主编. -- 北京 ：科学技术文献出版社，2024. 8. -- ISBN 978-7-5235-1429-0

Ⅰ. R473.72-44

中国国家版本馆 CIP 数据核字第 2024RX4981 号

儿童风湿免疫病护理问答

策划编辑：王黛君 吕海茹 责任编辑：吕海茹 责任校对：王瑞瑞 责任出版：张志平

出 版 者	科学技术文献出版社	
地　　址	北京市复兴路15号　邮编 100038	
编 务 部	（010）58882938，58882087（传真）	
发 行 部	（010）58882905，58882868	
邮 购 部	（010）58882873	
官 方 网 址	www.stdp.com.cn	
发 行 者	科学技术文献出版社发行　全国各地新华书店经销	
印 刷 者	中煤（北京）印务有限公司	
版　　次	2024年8月第1版　2024年8月第1次印刷	
开　　本	880×1230　1/32	
字　　数	206千	
印　　张	9　彩插2面	
书　　号	ISBN 978-7-5235-1429-0	
定　　价	49.80元	

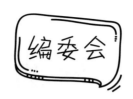

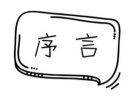

序言

　　在浩瀚的医学领域中，风湿免疫性疾病因其复杂性和多样性一直是研究和治疗的重要课题。尤其当这些疾病侵袭孩子健康时，更是牵动着无数家长的心。近年来，随着医学科技的进步，儿童风湿免疫病学的治疗与护理取得了显著的进展，越来越多的疾病被我们所认识，然而，相应的护理知识和信息却并未得到充分普及。

　　正是基于这样的背景，作为风湿免疫科专业儿科的护理人员，我们深感有必要撰写一本关于儿童风湿免疫性疾病护理的书籍。初衷是希望为广大家长、医护人员以及关心儿童健康的读者们，提供一本实用、易懂的参考指南。在这本书中，我们尝试以问答的形式，将深奥的医学知识转化为通俗易懂的语言，帮助读者更好地理解和应对儿童风湿免疫性疾病。

　　本书从儿童风湿性疾病的护理、儿童免疫性疾病的护理，到儿童自身炎症性疾病的护理，再到药物护理和其他日常护理，力求全面覆盖儿童风湿免疫性疾病护理的各个方面。编者从患儿居家照护的实际需要出发，结合常见的护理问题、用药配合、检查配合、饮食指导等各方面，对儿童风湿免疫性疾病的日常护理进行了全面、系统的总结。同时，为鼓励患儿及家长勇敢地面对病魔，积极配合治疗，最终战胜疾病，本书还讲述了患儿抗病故事，一个个患儿或其家长讲述的"小勇士打怪兽的故事"展现了儿童与疾病抗争的勇气和力量，希望能够给读者们带来一些温暖和力量。

在撰稿的过程中，本书所有编者深感责任重大，尽力搜集最新的医学资料，并咨询多位专家学者的意见，力求确保书中的内容准确、权威。随着医学风湿免疫病学的迅速发展，加上编者时间、精力有限，本书难免会有不妥之处，敬请广大读者谅解，同时，也衷心希望读者们能够提出宝贵的意见和建议，帮助我们不断完善和提高。

本书是所有编者共同努力、通力合作的结果，在此，向所有编写人员表示衷心感谢！

每个孩子都是家庭的希望，孩子的健康和幸福是我们最大的心愿。希望这本《儿童风湿免疫病护理问答》能够成为家长在孩子疾病护理过程中的得力助手，让我们一起携手，为孩子们的健康成长保驾护航！

2024 年 4 月

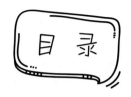

目 录

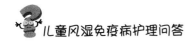

小勇士打怪兽的故事 / 249

关爱空间——患儿的乐园 / 277

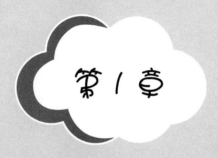

第1章

风湿性疾病的护理

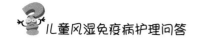

第 1 节　风湿热

Q：什么是风湿热？

　　风湿热（RF）是由于感染了一种叫作 A 族 β 溶血性链球菌的细菌而发生的疾病，这种细菌通常会引起咽喉发炎。风湿热会导致身体的免疫系统出现错误而攻击自己的组织，尤其是心脏、关节、皮肤和神经系统，严重的时候会造成心脏永久性损伤，甚至危及生命。

Q：儿童风湿热的主要症状是什么？

　　儿童风湿热的表现因人而异，但最常见的是关节炎和心肌炎。

　　（1）关节炎：通常是风湿热最早出现的症状，表现为关节红肿、疼痛、压痛和活动受限，最容易受到影响的是大关节，如膝、踝、肘、腕等，而且不同关节的关节炎发作时间通常有重叠，使人产生从一个关节转移到另一个关节的感觉。

　　（2）心肌炎：表现为心悸、气促、胸闷、心前区不适等，严重的时候会导致心力衰竭。

　　（3）环形红斑：一种淡红色的环形皮疹，出现在躯干和四肢，中央苍白，时隐时现，骤起数小时或 1 ~ 2 天消退。

（4）皮下结节：一种质硬、无痛性小结节，位于关节伸侧的皮下组织，尤其是肘、膝、腕、枕或胸腰椎棘突处。

（5）舞蹈症：一种全身或部分肌肉无目的、不自主的动作，包括挤眉眨眼、摇头转颈、噘嘴伸舌、言语障碍、书写困难等，在兴奋或注意力集中时加剧，入睡后可消失。

Q：风湿热会引起心脏病吗？

通常认为，风湿热可引起全心肌炎。这是因为风湿性心肌炎会导致心脏瓣膜的炎症和纤维化，从而影响心脏的收缩和舒张功能。最常受累的是二尖瓣和主动脉瓣，表现为瓣膜狭窄或关闭不全，或两者兼有。这样会导致心脏负担增加，心肌肥厚或扩张，心排血量减少，血液循环障碍，最终导致心力衰竭。风湿性心脏病还会增加感染性心内膜炎、心律失常、血栓形成等并发症的风险。

Q：风湿热患儿需要长期吃药吗？

风湿热是一种自身免疫性疾病，通常需要长期药物治疗来控制症状和防止疾病进展。治疗的目标包括根除感染，如链球菌性咽炎；缓解急性期症状，如发热和关节炎；预防将来再次感染链球菌，以防止心脏疾病的进展。

（1）一级预防：风湿热通常由未经治疗的链球菌感染引起，因此早期的治疗通常涉及抗生素，如青霉素（青霉素过敏者使用窄谱头孢菌素）。患者需要在医生的监督下完成完整的抗生素疗程，以消除感染。疗程 10 ~ 14 天。

（2）二级预防：最后一次感染后持续使用药物 10 年或至少使用至 21 岁，瓣膜术后患儿终身药物治疗。长效青霉素（苄星青霉素）为首选药物，2～4 周注射 1 次，对青霉素过敏或耐药者，可改用红霉素，每日 4 次，或改用罗红霉素，每日 2 次，疗程 10 天。

（3）抗风湿治疗：单纯关节受累者选用非甾体抗炎药阿司匹林，疗程 6～8 周。发生心肌炎者可应用糖皮质激素，疗程至少 12 周。吃药期间要按时按量服用，并定期到医院复查血液和心电图等指标。

Q：风湿热患儿使用激素期间要注意什么？

风湿热患儿口服激素期间常见不良反应有满月脸、肥胖、多毛、痤疮、消化道溃疡、精神异常、血压增高、骨质疏松、抑制免疫等。

（1）激素对胃肠道有一定的刺激，应在饭后 30 分钟服用。需大剂量服用时，注意观察大便的情况及颜色。

（2）适当补充钙剂，防止骨质疏松发生。同时进食一些富含钾离子的食物，比如香蕉、橘子、深色蔬菜类。

（3）一天口服一次时最好在早上 7 时到 8 时服用药物，服用两次时应在早上 8 时前和下午 2 时到 3 时服用。

（4）不能随意停服或减量，擅自停药后可能会使原有疾病加重，故需根据医嘱逐渐减量后才能停用。

Q：风湿热患儿出现关节痛如何护理？

（1）保持舒适的体位，避免痛肢受压，移动肢体时动作要轻柔。

（2）评估患儿关节疼痛的部位、程度、性质及持续时间，关节肿胀和活动受限的程度；根据病情给予冷热敷、温水浸泡、理疗等；避免诱发因素，遵医嘱给予药物镇痛。

（3）给患儿提供喜爱的图书、玩具及适当的娱乐用品等，分散注意力，从而减轻疼痛。

Q：风湿热会引起心肌炎，该如何护理？

（1）病情观察：注意心率、心律及心音，多汗、气急等心力衰竭表现。

（2）急性期绝对卧床休息，无心肌炎者卧床2周；有心肌炎时轻者卧床4周，重者卧床6～12周；伴心力衰竭者待心功能恢复后再卧床3～4周。患儿红细胞沉降率（血沉）接近正常时方可逐渐下床活动，活动量应根据心率、心音、呼吸、有无疲劳而调节。一般恢复至正常活动量所需时间：无心脏受累者1个月，轻度心脏受累者2～3个月，严重心肌炎伴心力衰竭者6个月。

（3）饮食护理，给予易消化、高蛋白、高维生素食品，有心力衰竭者适当限制盐和水的摄入，少量多餐。

（4）遵医嘱用泼尼松抗风湿治疗，有心力衰竭者加用洋地黄制剂，同时配合吸氧、利尿、维持水及电解质平衡等治疗。

（5）重度心力衰竭患儿采取半卧位或坐位。心力衰竭好转后可逐渐增加活动量，并注意保暖，防止受凉感冒或上呼吸道感染。

（6）输液时应注意滴速及药物反应，还要注意心率、心律、血压的变化及毒性反应。

（7）氧气的使用：可采用鼻导管给氧，对长期慢性缺氧患儿宜给予持续低流量吸氧（1 ~ 2 L/min）。

（8）保持大便通畅，避免排便困难，保持每天大便 1 次，便秘时给予开塞露或生理盐水灌肠，必要时给予缓泻剂。

Q: 如何照顾好居家的风湿热患儿？

照顾居家的风湿热患儿需要注意以下几点。

（1）注意保暖，避免潮湿和受寒。保持良好的卫生习惯，勤洗手、避免接触感染源。

（2）发热、关节肿痛患儿应卧床休息至急性症状消失，有心肌炎的患儿应卧床休息，舞蹈症患儿避免强光及噪声刺激。

（3）沐浴时注意控制水温（37 ~ 38 ℃最佳），水温过高可使皮损加重，洗澡时长 15 ~ 20 分钟为宜。

（4）合理安排患儿的日常生活，疾病好转后，鼓励儿童积极锻炼身体，增强体质，预防上呼吸道感染。疾病流行期间，尽量少带患儿去公共场所。

（5）给予患儿营养均衡、易消化、高蛋白、高维生素的饮食；有充血性心力衰竭者适当限制盐和水的摄入。如果存在超重和心力衰竭，应适当控制饮食，避免体重增加造成心脏负担。

（6）按时按量服药，并定期到医院复查。不能擅自减量或停药。观察有无药物不良反应，并及时报告医生。

（7）保持口腔卫生，坚持每日刷牙，饭后漱口，定期进行牙科随诊。进行口腔有创检查或操作时，告知医生自己的病史，以便医生提前使用抗生素进行预防。

（8）患儿的照护者及家人建议行链球菌感染的相关检查，检查结果阳性者建议接受全疗程的抗生素治疗。

Q：风湿热患儿饮食上有什么需要注意的吗？

（1）风湿热是引起患儿后天性心脏病的主要原因之一，为防止增加心脏负担，应少量多餐，家长需给患儿进食易消化、高蛋白、高维生素的食物，如鸡肉、鱼肉、乳制品、新鲜蔬菜及水果等。有心肌炎者适当限制盐和水的摄入，保持大便通畅。

（2）食物应彻底煮熟、彻底重新加热；处理食物时戴手套，避免食物受到链球菌污染。

（3）控制体重，避免因超重而增加心脏负担。忌食高脂肪类食物，如肥肉，炒菜、烧汤也应少放油，因脂肪在体内氧化过程中能产生酮体，过多的酮体对关节有较强的刺激作用。

（4）忌食海鲜类，如海带、海参、海鱼、海虾等，因其中含有尿酸，被人体吸收后，能在关节中形成尿酸盐结晶，使关节症状加重。

Q：得了风湿热能做哪些运动呢？

风湿病患儿可以通过有氧运动对局部组织起到锻炼作用，对全身脏器也能产生积极的影响，从而加快疾病的康复。在日常生活中患儿可以进行散步、慢跑、游泳、骑行、打太极拳、打八段锦等运动。

（1）散步、慢跑、逍遥步：①散步时可无拘无束，时走时停，时快时慢，缓慢逍遥地走，根据自己的体力情况，量力而行；②缓步，行走缓慢，每分钟行走 60 ~ 70 步；③快步：行走稍快，每分钟一般要求行走 100 ~ 200 步，其时间在半小时左右；④慢跑：时间控制在 10 分钟，以后可逐渐增至 20 ~ 30 分钟，用鼻吸鼻呼或鼻吸口呼方式进行换气，每周至少 3 ~ 4 次。

（2）游泳：游泳锻炼应每周至少 3 ~ 4 次，每次 20 ~ 30 分钟为宜。

（3）骑行：可根据自己的身体状况进行调节，用力骑车 20 分钟或更长时间，并保持稳定的速度。

上述运动需根据自身的耐受情况进行。心脏受累患儿急性期应绝对卧床休息。病情活动时以休息为主，在家可以简单短时间散步或在床上进行踢腿、抬腿等运动。病情稳定时根据季节、温度等选择适合自己的锻炼方式，最好选择相对有趣、有氧的运动，但不宜过度。

第 2 节　幼年特发性关节炎

Q：幼年特发性关节炎是什么病？

　　幼年特发性关节炎（JIA）是一组 16 岁以前起病，以慢性（持续 6 周或以上）非感染性关节炎为主要特征的全身性疾病。其可能导致关节疼痛、肿胀、僵硬，甚至关节畸形，包括关节不能完全展开或屈曲，如累及手指关节，患儿可能表现为无法拧毛巾、抓握门把手、握笔写字等；下肢关节受累，可以造成跛行甚至无法正常行走。该病也可以引起眼睛、皮肤和其他器官的炎症。幼年特发性关节炎的病因不明，通常认为是某些因素诱发免疫系统功能紊乱，使免疫系统部分丧失区别"外来"和"自己"细胞的能力，破坏自己的关节成分所造成的。

Q：幼年特发性关节炎有哪几种类型？

　　幼年特发性关节炎分为全身型、多关节型、少关节型、银屑病型、与附着点炎症相关型和未定类型六种类型。

Q：幼年特发性关节炎会有什么表现？

　　（1）全身型幼年特发性关节炎：可有发热、皮疹、关节痛或关节炎、肝脾大及淋巴结肿大、胸膜炎及心包炎表现，部分患儿

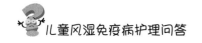

出现头痛、呕吐、抽搐等脑膜刺激征及脑病症状。

（2）多关节型幼年特发性关节炎：疾病前 6 个月内累及 5 个或以上关节，通常为小关节（如手指等），可分为类风湿因子阴性和阳性。类风湿因子阴性者预后较好，阳性者预后较差，类似于成人类风湿关节炎。

（3）少关节型幼年特发性关节炎：疾病前 6 个月内累及 4 个或以下关节，通常为大关节（如膝、踝、肘等），可分为持续型（始终累及 4 个或以下关节）和扩展型（后期累及 5 个或以上关节）。易发生虹膜睫状体炎（眼睛的一种炎症）造成视力障碍，甚至失明，需定期检查眼睛。

（4）银屑病型幼年特发性关节炎：儿童时期罕见，一个或多个关节炎合并银屑病，或指 / 趾炎、指甲凹陷或指甲脱离，或一级亲属有银屑病，关节受累常呈非对称性。

（5）与附着点炎症相关的幼年特发性关节炎：男孩多见。四肢关节炎常为首发症状，但以下肢大关节如髋、膝、踝关节受累为多见，表现为红、肿、痛和活动受限。

（6）未定类的幼年特发性关节炎：不符合任何一个类型的标准或符合多个类型的标准。

Q：关节炎导致眼部病变应如何护理？

幼年特发性关节炎相关葡萄膜炎是最常见的幼年特发性关节炎关节外并发症，以眼球壁色素层炎症为特征的葡萄膜炎可影响到儿童的视力。常见的葡萄膜炎主要表现为眼红、眼痛、流泪、畏光、眼前黑影飘动或视力下降，甚至失明。但是，幼年特发性关节炎的葡萄膜炎较为隐匿，眼红或眼痛不明显，仅体格检查可以见到结膜充血。葡萄膜炎导致的视力丧失是可以预防的，早期诊断、治疗及护理葡萄膜炎可以挽救儿童视力。

（1）注意眼部卫生，提高免疫力：保持眼部的卫生和清洁，做好眼部护理，降低眼部感染发生的概率；积极进行适当的运动锻炼，提高机体的免疫力，同时积极治疗关节炎。

（2）避免用眼过度：不要长时间看手机、电脑等电子产品，外出时可佩戴墨镜以缓解畏光不适。

（3）饮食：患儿可多吃一些富含蛋白质的食物，如瘦肉、鸡蛋、鱼、牛奶等；少吃辛辣、刺激的食物，可吃些有清肝、明目作用的食物，或进行清淡饮食，多吃些新鲜的蔬菜和水果等；同时还应注意遵医嘱正确用药。

（4）平时经常做眼保健操，同时不长时间近距离用眼。每近距离用眼40～50分钟，休息5～10分钟，同时保持充足的睡眠。

（5）定期用热毛巾敷眼睛。热敷可以改善眼疲劳，促进肌肉舒张，缓解炎症，改善眼周血液循环，一般时长为15～20分钟；但是在有急性结膜炎的情况下，是不适宜采用热敷的，这会造成结膜充血，从而加重病情。

（6）如果发现患儿出现一些眼部不适症状，如迎风流泪、视物模糊、闪光感、疼痛、眼部发红，一定要及时去医院检查，定期去医院复诊，防止复发。

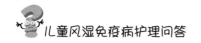

Q：早上起床关节晨僵该怎么处理？

晨僵是指在早上起床或长时间休息后，关节感到僵硬、不灵活、活动受限的现象。这种感觉通常在早晨最为明显，但随着活动的进行，关节会逐渐变得柔软和活跃。晨僵是幼年特发性关节炎患儿常见的症状之一。

针对关节晨僵可进行温水泡浴或热水浸泡，注意避免烫伤，再缓慢活动关节。夜间睡眠时，注意关节保暖，可选择戴弹力手套保暖，可减轻手部关节的僵直症状。关节锻炼也可以缓解晨僵：

（1）握拳：每天清晨起床之前，在床上进行握拳动作，速度不宜过快，但握时应用力握紧，每天做 50 ~ 100 次。

（2）分开手指：起床之前做此动作，和握拳交替练习，每天做 50 ~ 100 次。

（3）温热敷或温水浴：用温暖的水热敷或在温水中浸泡受影响的关节，以帮助舒缓晨僵。温热可以促进血液循环，减轻关节僵硬。起床后可将双手浸泡在温水中 20 分钟，水温保持在 50 ℃左右。

（4）轻柔的关节运动：在晨僵时进行轻柔的关节运动，帮助关节逐渐恢复活动能力。这些运动应该渐进，不应过于剧烈。如腕关节屈伸练习：起床后活动腕关节，一般次数不应过多，30 次左右即可。

Q：得了关节炎会影响孩子的生长发育吗？

儿童期是生长发育的关键时期，关节炎是一种自身免疫性疾病，它可能影响人体的关节和周围组织。大多数儿童关节炎在早期诊断和积极治疗的情况下能控制症状，不会影响生长及以后的工作、生活。但如果错过最佳治疗期，则可能导致生长发育受限，甚至关节畸形、残疾或危及生命。其影响因素包括以下几个方面。

（1）关节炎本身有大量促炎症细胞因子如 IL-1、IL-6 和 TNF-α 等。长时间暴露于促炎症细胞因子后，生长板软骨内骨形成和纵向骨生长恢复潜力受限。

（2）缺少户外活动，户外活动时间可间接反映疾病严重程度，病情重的患儿户外活动时间少。

（3）一些药物，尤其是类固醇类药物，可能会对儿童的生长产生一定影响。长期或高剂量使用类固醇可能会导致生长减缓。专科医生通常会使用最低有效剂量的药物，将不良影响尽量最小化。

Q：关节炎儿童能做什么运动？

在所有情况下，与医生或专业理疗师合作，制订适合患儿的个性化运动计划非常重要。运动应该适度、渐进，避免过度疲劳和过度使用关节。最终的目标是帮助患儿维持良好的生活质量，减轻关节疼痛，提高关节功能，并促进全身健康。

当幼年特发性关节炎患儿的疾病处于急性期时，关节炎的症状可能会加重，关节肿胀和疼痛明显。在这个时候，应该避免过于激烈的运动，以防加重症状。但一些轻柔的运动可以帮助维持关节的柔软度和肌肉的力量，如以下几种方式：①关节活动，患儿可以进行轻微的关节活动，如手指、腕部、脚趾等的缓慢活动，这有助于维持关节的柔软性；②呼吸练习，深呼吸和缓慢呼气可以帮助放松肌肉，减轻紧张感，这可以通过简单的呼吸练习来实现；③热敷，在急性期使用温热敷可能有助于减轻关节疼痛和僵硬感。

在缓解期或慢性期，关节炎症状通常较为稳定。在这个时候，鼓励患儿积极参与适度的体育活动，以提高关节的稳定性、肌肉力量和心肺健康。一些合适的运动包括骑自行车、游泳、步行、慢跑、体操、舞蹈、关节康复操等。

Q：怎么做关节康复操？

锻炼者取站立位，挺胸，双眼目视前方，双足分开与肩同宽。

（1）第一节：颈部关节操锻炼。双手背于背后，低头，下颚触及锁骨，尽量拉伸颈部后侧，还原；然后头侧向左侧，左耳朵尽量触及左肩峰，还原；每组1个8拍。头后仰，尽量使后脑勺触及背部，还原；然后头侧向右侧，右耳朵尽量触及右肩峰，还原，每组1个8拍。双手背于背后，以颈部为支点，头从左向右旋转360°，每组1个8拍。双手背于背后，以颈部为支点，头从右向左旋转360°，每组1个8拍。

（2）第二节：手指关节操锻炼。手臂动作：一伸（两臂向外侧平举）一屈（屈肘45°）。手心朝前，拇指指尖逐一点食指指尖、指尖横纹、指尖横纹、掌指横纹、中指指尖、指尖横纹、指尖横纹、掌指横纹，每组1个8拍。手心朝前，拇指指尖逐一点无名指指尖、指尖横纹、指尖横纹、掌指横纹、小指指尖、指尖横纹、指尖横纹、掌指横纹，每组1个8拍。手心朝前，五指尽量伸屈，每组1个8拍。手心朝前，五指并拢握拳，拇指在外，每组1个8拍。

（3）第三节：腕关节操锻炼。手指张开，以腕关节为支点，手分别向小指方向、大拇指方向左右运动，姿势同摇手；同时前臂交叉，双手自脸部向身体两侧外展，直至掌心朝下；每组2个8拍。双手并拢，掌心朝下，以腕关节为支点，手掌（掌面）下俯上翻，同时双臂从平行于地面上举至头顶，每组1个8拍。双手并拢，掌心朝下，以腕关节为支点，手掌（掌面）下俯上翻，同时双臂自头顶逐渐下移至平行于地面，每组1个8拍。

（4）第四节：肘关节操锻炼。两臂外展与地面平行，拳心向上，握拳屈肘90°，前臂与地面垂直，每组2个8拍。两臂前伸，屈肘90°，握拳（以肘关节为支点）内外缓慢用力旋转小臂，每组2个8拍。

（5）第五节：肩关节操锻炼。左手指尖触碰肩峰，左肩由前向后绕环一次，带动上身向左侧转90°，再由后向前绕环一次，还原，每组2个8拍。右手指尖触碰肩峰，右肩由前向后绕环一次，同时上身向右侧转90°，再由后向前绕环一次，还原，每组2个8拍。

（6）第六节：胸廓关节操锻炼。两前臂屈肘收于胸前，两手握拳，拳心向下，向两侧做扩胸运动，每组1个8拍。双手臂外展，平行于地面，向两侧展开，做扩胸运动，尽量向后伸展两次，每组1个8拍。右臂上举，左臂垂下，两臂向后伸展两次，每组1个8拍。左臂上举，右臂垂下，两臂向后伸展两次，每组1个8拍。

（7）第七节：腰椎关节操锻炼。两手拇指朝前，余四指朝后，护于骶髂关节处，头与脊柱缓慢前屈到最大限度，以腰为支点，顺时针、逆时针各旋转360°，每组2个8拍。右腿向右跨出一小步，右臂下垂，左臂上举紧贴耳郭，展开腰部侧弯至最大限度（右手指指尖触及地面为止），每组1个8拍。左腿向左跨出一小步，左臂垂下，右臂上举紧贴耳郭，展开腰部侧弯至最大限度（左手指指尖触及地面为止），每组1个8拍。

（8）第八节：髋关节操锻炼。右手扶住体侧椅背，左手叉腰，挺胸抬头，左腿向上抬起，大腿与地面平行，左小腿自然下垂，还原至左腿脚尖点地，然后左腿向后踢腿，还原至大腿与地面平行，左小腿自然下垂，每组1个8拍。左手扶住体侧椅背，右手叉腰，挺胸抬头，右腿向上抬起，大腿与地面平行，右小腿自然下垂，还原至右腿脚尖点地，然后右腿向后踢腿，还原至大腿与地面平行，右小腿自然下垂，每组1个8拍。右手扶住体侧椅背，左手叉腰，左腿向上抬起，大腿与地面平行，左小腿自然下垂，以髋部为支点，左腿、左膝向外、向内旋髋，每组1个8拍。左手扶住体侧椅背，右手叉腰，右腿向上抬起，大腿与地面平行，右小腿自然下垂，以髋部为支点，右腿、右膝向外、向内旋髋，每组1个8拍。

（9）第九节：膝关节操锻炼。左手扶住体侧椅背，右手叉腰，挺胸抬头，右腿大腿伸直保持与地面平行，右腿小腿向前踢腿运动，每组1个8拍。右手扶住体侧椅背，左手叉腰，挺胸抬头，左腿大腿伸直保持与地面平行，左腿小腿向前踢腿运动，每组1个8拍。双足落地稍分开，微屈膝，双膝并拢，双手掌至于膝上，手心向下，双膝、双腿顺时针、逆时针转动 360°，每组 1 个 8 拍。

（10）第十节：踝关节操锻炼。左脚脚尖点地，以踝关节为支点由外向内，再由内向外绕环 360°，每组 1 个 8 拍。右脚脚尖点地，以踝关节为支点由外向内，再由内向外绕环 360°，每组 1 个 8 拍。左大腿伸直保持与地面平行，左小腿自然下垂，以踝关节为支点，足背做背伸及屈曲动作，每组 1 个 8 拍。右大腿伸直保持与地面平行，右小腿自然下垂，以踝关节为支点，足背做背伸及屈曲动作，每组 1 个 8 拍。

Q：关节炎患儿骨髓穿刺术后如何护理？

骨髓穿刺术（简称骨穿）是一种通过在骨骼中取样骨髓组织来进行诊断或治疗的技术，在患有幼年特发性关节炎等风湿性疾病的情况下，骨髓穿刺常用来排除其他潜在的疾病或评估疾病的活动程度。

（1）穿刺部位有髂前上棘、髂后上棘、胸骨柄、脊椎棘突及胫骨。

（2）穿刺前需完善凝血时间、血小板等检查，有出血倾向的患儿，操作时应特别注意，血友病患儿禁止穿刺。

（3）穿刺后应注意观察有无出血，一般至少压迫止血 5～10 分钟。

（4）穿刺局部会有轻微的疼痛，患儿可卧床休息一天，减少肢体活动，疼痛缓解即可恢复正常活动。

（5）防止感染：保持穿刺局部皮肤的清洁干燥，覆盖的纱布有污染或潮湿时，应及时告知医护人员，给予局部消毒处理。

（6）穿刺点局部出现红、肿、热、痛或持续的瘀血时，立即报告医生给予处理。

Q：什么是生物制剂？使用生物制剂应注意什么？

生物制剂是指利用基因工程、抗体工程或细胞工程等现代生物技术生产的单克隆抗体或融合蛋白，可以阻断疾病中起关键作用的细胞因子或其受体而发挥治疗作用，具有靶向性高、特异性强、疗效好等特点。

幼年特发性关节炎是一个长期治疗的过程，生物制剂可以有效地抑制炎症反应及骨关节破坏，维持关节功能，延缓疾病进展。建议长期用药，使用半年到 1 年后，医生会根据病情进行评估并适当减少剂量或延长用药间隔时间。

生物制剂起效快，相对不良反应少，但仍可出现注射部位反应或输液反应，因其抑制机体免疫反应，可能会增加感染和肿瘤的发生风险，导致肝炎、结核复发，因此用药前需进行肝炎、结核筛查，检查血常规、肝肾功能、乙型肝炎、结核菌素试验（PPD 皮试）及肺部 CT 等，排除活动性感染和肿瘤。当患儿有发热、咳嗽、咳痰等感染性表现时，应暂停使用生物制剂，待感染控制后再继续使用。

Q：生物制剂如何贮存和运输？使用后有什么不良反应？

生物制剂应置于 2 ~ 8 ℃、避光、干燥环境中保存和运输，不可冷冻，冷冻后成分会失去活性而失效。如需长途运输应使用冷藏包或内有冰袋的保温容器贮存。短时温度异常（不高于25 ℃）不影响疗效。

早期使用生物制剂能阻止关节破坏和疾病进展，降低致残率。常用肿瘤坏死因子拮抗剂，如依那西普、英夫利西单抗、阿达木单抗等；全身型幼年特发性关节炎可选用 IL-1 拮抗剂（如卡那单抗）、IL-6 拮抗剂（如托珠单抗）。上述药物均有预充式制剂，使用方法为局部皮下注射。

（1）注射部位局部反应：最常见，包括轻至中度红斑、瘙痒、疼痛或肿胀等（注射部位反应通常发生在开始治疗的第一个月内）。

（2）感染：上呼吸道感染最常见（包括鼻窦炎、咽炎、支气管炎、脓肿、皮肤溃疡），同时增加结核分枝杆菌、乙型肝炎病毒感染机会。使用前要排除乙型肝炎病毒及结核分枝杆菌感染。

（3）输液相关反应：如呼吸困难、潮红、头痛、皮疹、发热、寒战等。

（4）可能增加恶性肿瘤的危险性。

（5）可能增加中枢神经系统脱髓鞘疾病的发生率，重度充血性心力衰竭的发生风险。

（6）其他难以预知的不良反应。

Q：生物制剂正确的注射部位在哪里？注射部位出现不良反应该如何护理？

大多数生物制剂为皮下注射，少部分为静脉输注。其注射部位为大腿中部前侧、腹部（除脐周 5 cm 范围内）和上臂外侧区域，每次在不同部位注射，与前次注射部位至少相距 3 cm。不可注射于皮肤触痛、敏感、损伤、隆起、增厚、发红、有鳞片、血管神经丰富或发硬的部位。

注射部位反应指的是注射药物后发生红斑、疼痛、肿胀或瘙痒等。通常在第一个月发生，平均持续时间为 3 ~ 5 天，大部分可以自行缓解。注射部位反应常由生物制剂的理化性质或对媒介物成分的反应等导致，一般与药效及抗药抗体等无关。

出现注射部位反应时，一般无须中止用药，可采用局部冷敷法，不可用手去抓挠，以免引起局部皮肤感染。若局部物理治疗后症状见明显改善，可遵医嘱使用皮质类固醇或口服抗组胺药缓解不适。

Q：使用生物制剂应如何护理？

（1）避免注射部位感染，建议在注射之后 24 小时内尽量避免碰水。

（2）使用过程中患儿若出现上呼吸道反复感染或其他明显感染倾向，应及时就诊。

（3）用药期间出现全身皮疹、喘憋甚至其他更严重的情况，怀疑药物过敏，应及时就诊。

（4）当发生严重感染，如结核等，应暂停使用。

（5）在治疗期间避免接种活疫苗，如乙型流感嗜血杆菌、甲型和乙型肝炎、人乳头瘤病毒、脑膜炎球菌、肺炎球菌 13 价和 23 价、破伤风和白喉类毒素、无细胞百日咳，以及重组带状疱疹疫苗。

（6）患儿应注意休息，适当运动，增强体质。

（7）避免接触呼吸道感染患者，保持房间空气流通，避免到人多拥挤、空气质量差的地方，必要时佩戴口罩。

（8）患儿家属应学会病情观察，每天测量体温，发现发热、咳嗽、咳痰等症状及时就诊。

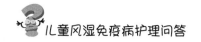

第 3 节　巨噬细胞活化综合征

Q：什么是巨噬细胞活化综合征？

巨噬细胞活化综合征（MAS）是一种风湿性疾病的严重并发症，是免疫系统异常激活的综合征。它的主要特征是巨噬细胞过度活化和增殖，吞噬血液中的红细胞、白细胞和血小板，导致血细胞减少和组织损伤。同时，巨噬细胞还分泌大量的炎症因子，引起全身性的炎症反应，称为"细胞因子风暴"。这些炎症因子会损害多个器官的功能，如肝脏、脾脏、淋巴结、骨髓、中枢神经系统等，导致严重的临床表现和高死亡率。

Q：哪些疾病可并发巨噬细胞活化综合征？

多种儿童风湿性疾病均可并发巨噬细胞活化综合征，其中以全身型幼年特发性关节炎最多见，也可见于儿童系统性红斑狼疮、川崎病、幼年型皮肌炎等其他儿童风湿性疾病。

风湿性疾病是一类自身免疫性疾病，是由免疫系统对自身组织发起错误的攻击而引起的。风湿性疾病本身就会导致免疫系统失衡和慢性炎症。当风湿性疾病急性发作或复发时，免疫系统会进一步激活和增殖，尤其是 T 淋巴细胞和巨噬细胞。这些免疫细胞会释放大量的信号分子，刺激其他免疫细胞参与免疫反应。

在某些情况下，这种免疫反应会失控，形成正反馈循环，导致巨噬细胞过度活化和增殖，造成细胞因子风暴。

Q：巨噬细胞活化综合征会有什么表现？

巨噬细胞活化综合征的发生和儿童风湿性疾病的病情活动密切相关，常为急性起病。其临床表现差异很大，轻症可表现为发热、轻度贫血，重症可快速进展，出现多脏器损害及器官功能衰竭，甚至死亡。

（1）发热：常以发热为首发症状，多为稽留高热。体温在39℃以上，不易退热。

（2）贫血：多为轻至中度贫血，可伴肝、脾大及淋巴结肿大。

（3）出血倾向：表现为出血性皮疹、鼻出血、消化道出血等。

（4）消化系统受累：主要表现为恶心、呕吐，也可以出现腹痛、腹泻等症状。

（5）中枢神经系统受累：表现为头痛、嗜睡、精神症状、惊厥、昏迷等。

（6）呼吸系统受累：全身型幼年特发性关节炎合并巨噬细胞活化综合征发生率高，表现为肺间质病变及肺泡病变等。

（7）心血管系统受累：表现为心悸、胸闷、胸痛、心率增快，直至出现少尿、水肿等心功能衰竭表现；较少累及大血管，较少出现恶性心律失常。

（8）肾脏受累：可出现少尿、无尿、水肿，直至肾衰竭。

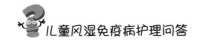

Q：巨噬细胞活化综合征应该怎样护理？

巨噬细胞活化综合征是一种危重的疾病，需要及时诊断和治疗。护理方面，主要有以下几点。

（1）观察患儿的一般情况，如体温、血压、心率、呼吸、意识等，如出现面色苍白加重，呼吸、脉搏增快，以及烦躁、头痛、呕吐、腹痛、便血、尿血等异常及时报告医生。

（2）监测患儿的血常规、肝功能、凝血功能、电解质等指标，了解病情变化和并发症的发生。

（3）保持居室安静舒适，减少探视，每日通风两次。

（4）进食高营养、易消化的流质或半流质食物，如牛奶、米粥、果汁等，逐渐过渡至软食，少量多餐，避免食用生、硬、过热、辛辣的刺激性食物。注意口腔护理，防止出现感染和溃疡。

（5）配合医生给予患儿相应的药物治疗，如糖皮质激素、免疫抑制剂、抗生素等，按时按量给药，并观察药物的效果和不良反应。

（6）安慰患儿和家属，解释病情和治疗方案，增强信心和配合度。

Q：巨噬细胞活化综合征的发热与普通疾病的发热有没有区别？

巨噬细胞活化综合征的发热与普通疾病的发热有以下几个区别。

（1）发热程度：巨噬细胞活化综合征的发热一般是高热，超过 39 ℃，甚至达到 40 ℃以上；而普通疾病的发热一般是中低度，不超过 39 ℃。

（2）发热持续时间：巨噬细胞活化综合征的发热一般是持续性的，不易退热，即使使用退热药物或物理降温也效果不佳；而普通疾病的发热一般是间歇性的，可以自行退热，使用退热药物或物理降温常有效。

（3）发热伴随症状：巨噬细胞活化综合征的发热常伴随其他严重的全身性表现，如肝脾大、黄疸、出血倾向、贫血、凝血功能障碍、多器官功能衰竭等；而普通疾病的发热常伴随局部或系统性感染的表现，如咳嗽、咽痛、腹泻、皮疹等。

Q：巨噬细胞活化综合征患儿出现高热怎么护理？

巨噬细胞活化综合征可造成患儿高热不退，热型呈弛张热，此时应做好体温监测，至少每 4 小时测体温 1 次，观察热型和寒战、乏力、肌肉及关节疼痛等伴随症状。高热时可用温水擦浴、冰敷额部、腋下及腹股沟区等。医院内可提供降温毯，降温毯温度调节至 35 ℃左右，上面铺一层床单，患儿睡于床单上，护理人员会根据体温的变化适时调整降温毯的温度。同时，给予药物降温，如布洛芬混悬液等口服，防止高热惊厥发生。保持病室内空气流通，控制室温为 20 ~ 22 ℃，适宜的环境温度可以帮助患儿有效降温。

Q：如何做好巨噬细胞活化综合征患儿的皮肤黏膜及口腔护理？

巨噬细胞活化综合征是一种风湿性疾病并发症，通常伴随着幼年特发性关节炎等风湿性疾病发生。巨噬细胞活化综合征可能导致多种皮肤和黏膜症状，具体如下：①皮疹，通常是红色或紫红色的斑块或丘疹；②口干燥、嘴唇和口腔溃疡，患儿口腔可能感到干燥，引起不适和口渴，嘴唇、舌头和口腔内可能会出现疼痛的溃疡；③黏膜出血，在严重的情况下，黏膜可能出现出血。因此，皮肤、黏膜和口腔的护理非常重要，可减轻患儿的不适。以下是关于如何做好巨噬细胞活化综合征患儿的皮肤、黏膜和口腔护理的一些建议。

（1）每日用温水清洁患儿皮肤，使用温和的、不刺激的保湿剂来保持皮肤的湿润。

（2）及时修剪指甲，避免抓伤皮肤。

（3）保持患儿口唇湿润，每天用生理盐水清洁口腔2次，有干裂、溃烂时，每日早晚涂唇油膏2次，每餐后用温开水漱口。有凝血功能异常的患儿，暂时不用牙刷刷牙，以防擦破口腔黏膜，必要时可用棉球轻轻擦拭。

（4）高热出汗加之皮疹会使患儿倍感不适，应及时用棉毛巾轻轻拭干汗液，每日清洁皮肤，尤其应注意肛周皮肤的护理。患儿应穿柔软的布类内衣以减少对皮肤的刺激。

（5）如皮肤黏膜出血，对出血患儿可将棉球填塞于出血部位，对局部进行冷敷，达到止血效果。静脉穿刺使用留置针，拔针后需长时间按压穿刺部位，避免出现局部出血，嘱患儿切勿挖鼻、剔牙。

Q：如何做好巨噬细胞活化综合征患儿的病情观察？

（1）密切观察患儿面色、精神状态、心率、心律、心音、血压改变等。若病情发生变化及时就医。

（2）动态评估皮肤黏膜病损情况，每日观察记录皮疹、膝关节充血红肿及其他关节症状，以了解疾病进展情况。

（3）防止黏膜溃疡、糜烂、出血，一旦出现要及时对症处理。

（4）观察其他伴随症状，如有无神经系统、消化系统症状等。

（5）长期激素治疗可能出现胃出血症状，遵医嘱及时给予药物保护胃肠道黏膜，每天观察大便的性状及颜色，定期检查大便常规及隐血。

Q：巨噬细胞活化综合征患儿饮食应注意什么？

巨噬细胞活化综合征患儿应均衡饮食，从而获得良好的营养支持，减轻潜在的炎症和身体不适。保证患儿摄入充足的营养，指导患儿进食高营养、易消化的流质或半流质食物，如牛奶、米粥、果汁等，逐渐过渡至软食，少量多餐。鱼类（富含 ω-3 脂肪酸）、坚果、橄榄油和蓝莓及绿色蔬菜，这些食物可能有助于减轻炎症反应。控制添加糖和饱和脂肪及食盐的摄入。避免食用生、硬、过热、辛辣的刺激性食物。定期监测患儿的体重和生长，以确保他们得到足够的营养，并及时调整饮食计划。

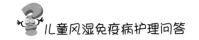

第 4 节　系统性红斑狼疮

Q：什么是儿童系统性红斑狼疮？

　　儿童系统性红斑狼疮（cSLE）是一种自身免疫性疾病，通常发生在儿童和青少年时期。患儿体内存在以抗核抗体为代表的多种自身抗体，导致免疫系统攻击自己的身体组织和器官，尤其是皮肤、关节、肾脏、心脏、肺和血液。与成年系统性红斑狼疮发病患者相比，儿童更易出现肾脏、血液及神经系统受累。尽管儿童系统性红斑狼疮是一种慢性疾病，但通过适当的治疗和医疗管理，大多数患儿能够管理自己的疾病并过上正常的生活。定期医疗检查、药物治疗和合理的生活方式都可以帮助孩子们控制这种疾病。

Q：什么是蝶形红斑？

　　面部蝶形红斑是系统性红斑狼疮的典型皮疹，主要表现为患儿脸颊两边呈现鲜红色或者淡红色蝴蝶形状的水肿红斑，严重时可有水疱、结痂、鳞屑等症状。患儿常因日光暴露而加重或诱发蝶形红斑，所以应避免阳光照射。

Q：什么是盘状红斑？

　　盘状红斑是儿童系统性红斑狼疮皮肤病变的一种表现形式，

较成人少见。它通常呈现为圆形或椭圆形，边缘清晰，颜色鲜红或黯红，质地平坦，触摸时与周围正常皮肤无明显区别。红斑可单发或多发，常常出现在面部、颈部、手臂、躯干、腿部等暴露部位。盘状红斑的特点是病变皮肤通常不痒不痛，但在阳光照射下容易出现过敏反应，可能会出现红斑扩散、瘙痒、水肿等症状。

Q：什么是光过敏？

光过敏是指系统性红斑狼疮患者在阳光下暴晒及其他射线、人工光（白炽灯）的照射后面部的红斑加重，或者暴露部位的皮肤出现红色斑疹、丘疹、大疱性皮疹，伴有烧灼感、痒痛感，使全身症状加重的现象。

系统性红斑狼疮患儿应严禁在阳光下暴晒，即便是阴天也要做好防紫外线的措施，如戴宽边帽、穿长袖衫等。

Q：系统性红斑狼疮的皮疹是否会传染给其他小孩？

系统性红斑狼疮患儿的皮疹不具有传染性。系统性红斑狼疮是一种慢性自身免疫性疾病，其皮疹的产生主要是由免疫系统异常导致的炎症反应引起的，表现为颜面皮疹、蝶形红斑、慢性荨麻疹或者手指关节周围出现冻疮样改变。

该病患儿的皮肤改变不会传染周边人员，相反，由于患儿免疫系统受损，加上疾病导致的皮肤损害，他们反而更容易受到其他病原体的感染。因此，系统性红斑狼疮患儿需要特别注意保持良好的个人卫生，避免与有传染病的人接触，以减少被感染的

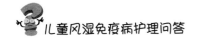

风险。

Q：患儿会有哪些表现？

（1）全身症状：绝大多数患儿有发热，可为高热或低热，持续或间歇性发热；其他表现有食欲减退、疲乏、体重下降等。

（2）皮疹：面颊部蝶形红斑，也可表现为亚急性皮肤型狼疮和慢性皮肤型狼疮。特异性表现包括狼疮性脂膜炎、冻疮样红斑狼疮和肿胀型红斑狼疮。非特异性皮肤黏膜表现包括网状青斑、雷诺现象、荨麻疹、血管炎、扁平苔藓等。此外，系统性红斑狼疮患儿常出现光过敏、脱发、口腔黏膜溃疡等。

（3）关节炎：关节肿胀、压痛、活动受限等表现，常累及手指关节、腕关节、膝关节等多个关节，但不伴有畸形。

（4）胸膜炎、心包炎：胸膜或心包发生炎症，导致胸腔或心包积液，表现为胸闷、胸痛、呼吸困难等。

（5）癫痫或精神症状：由于神经系统受累而出现的抽搐、意识障碍、幻觉、偏执等表现，儿童系统性红斑狼疮患者比成人系统性红斑狼疮患者更易出现这些表现。

（6）口腔或鼻腔溃疡：在口腔或鼻腔内部出现疼痛或无痛的溃疡，常为多发性，可反复发作。

（7）尿蛋白或细胞管型：由肾脏受累而导致的尿液中蛋白质或管型增多，表明肾小球或肾小管损伤，可导致肾功能不全。

（8）血液系统症状：贫血、白细胞减少、血小板减少。

Q：患儿能不能晒太阳？

儿童系统性红斑狼疮常见的一个症状就是光过敏，约1/3的红斑狼疮患儿在日晒后，面颊部或其他暴露部位会出现鲜红皮疹或原有的皮疹加重。日晒后甚至会导致部分患儿出现狼疮疾病活动，诱发或加重狼疮病情。因此，即便患儿正在服用激素，需要补钙，也不能去晒日光浴。

系统性红斑狼疮患儿出行时间建议最好安排在早上或晚上，出门时应涂抹防晒霜（SPF ≥ 30），穿长衣、长裤，戴遮阳帽、打伞、戴墨镜等，禁忌日光浴，尽量避免在上午10时至下午4时日光强烈时外出。阴雨天气也要防紫外线，即使在冬天，也一样要做好防晒。

Q：患儿应如何进行护理？

（1）皮肤护理：做好物理防晒。保持皮肤清洁和湿润，可以使用一些清洁功能比较好及温和的洗面奶、沐浴露等清洁产品，避免使用碱性肥皂、化妆品及化学药品等，防止刺激皮肤。洗完脸或沐浴后，应涂抹润肤霜或乳液，保持皮肤水分。衣物宽松舒适，选用纯棉内衣裤，嘱患儿切勿抓挠皮肤，以免诱发感染。如有瘙痒或红肿等不适，可按医嘱使用外用药物。瘙痒严重者遵医嘱使用炉甘石洗剂涂抹，可减轻皮肤瘙痒。

（2）口腔护理：平时要保持口腔清洁，早晚使用软毛刷刷牙，进食后用生理盐水漱口。饮食上应进食温、软食物，避免进食过热、较硬食物；适当食用绿色蔬菜，蔬菜中B族维生素、维生素 C 的含量较高，可以预防或减少口腔溃疡的发生。如口腔溃疡比较严重、疼痛的患儿应到医院就诊。

（3）脱发护理：脱发是系统性红斑狼疮常见的症状之一，在日常生活中要保持头发清洁，洗发液不可用得过多，不染发，不烫发，减少化学物品对头发的损害。

（4）雷诺现象护理：每天可用温水泡手、泡脚 1 ~ 2 次，每次 20 分钟，促进血液循环；可做热疗，冬天可用暖宝宝等；居室温度宜暖和，夏天室内尽可能用自然风，如使用空调，室内温度应在 28 ℃以上；必要时遵照医嘱使用扩张血管、改善微循环的药物。

Q：患儿输注贝利尤单抗常见的不良反应有哪些？

贝利尤单抗适用于系统性红斑狼疮在常规治疗基础上仍有高度活动度的活动性、自身抗体阳性的系统性红斑狼疮患儿。其是一种重组的完全人源化单克隆抗体。目前已批准用于 5 岁以上的儿童系统性红斑狼疮，通过静脉给药。贝利尤单抗通过抑制 B 细胞活化，促进自身反应性细胞的凋亡，减少自身抗体的数量从而发挥治疗系统性红斑狼疮的作用。其疗效和安全性已得到证实，能有效降低疾病的复发率，减少糖皮质激素的剂量，改善临床症状。

（1）过敏反应：静脉输液过程中或输液后数日内，特别是应用贝利尤单抗的前 2 次，严密观察患儿有无过敏反应，如皮疹、瘙痒、荨麻疹、恶心、头痛、头晕、呼吸困难、低血压等。

（2）感染：观察患儿是否存在发热、咳嗽、咳痰等上呼吸道感染及有无尿频、尿急等尿路感染症状。

（3）消化系统反应：观察患儿有无恶心、呕吐、腹泻、肝功能受损等消化系统相关不良反应。

（4）血液系统反应：观察患儿有无贫血、血小板下降、白细胞降低等表现。

（5）神经精神疾病：观察患儿是否存在头痛、失眠、抑郁、自杀倾向等。

Q：患儿如何留取 24 小时尿标本？

24 小时尿蛋白定量又称 24 小时尿蛋白排泄率，其通过收集 24 小时的全部尿液来测定其中蛋白质的含量，进而计算出 24 小时内经尿液排出的蛋白总量。正常尿液中的蛋白质含量很少，在 150 mg/24 h 以下。

（1）患儿准备：在留取标本的前 3 天起选择低蛋白类的饮食，并减少肉类的摄入，避免剧烈运动，饮水量无须改变。

（2）用物准备：2 ~ 4 L 大口带盖容器一个，500 mL 或 1000 mL 量杯一个。

（3）留取方法：留尿首日晨起第一次的尿液弃去（开始时间）→第二次尿液开始留存在带盖的容器内（添加防腐剂或放置在低于 16 ℃的环境中）→次日（24 小时）留取最后一次尿液→标本混匀记录总量，送检。

Q：患儿日常饮食要注意什么？

（1）均衡营养，食物多样化。选择富含优质蛋白质、维生素和微量元素的食物，如鱼类、蛋类、奶类、豆类、瘦肉等。多吃新鲜水果和蔬菜，补充维生素 C、维生素 E 等抗氧化剂，有利于免疫系统和皮肤的健康。适当摄入碳水化合物，如米饭、面食、土豆等，提供能量和热量。

（2）限制脂肪和盐的摄入。避免过量摄入高脂肪、高盐的食物，如油炸、烧烤、腌制食物等。过多的脂肪和盐会增加肾脏的负担，导致水肿、高血压等并发症。选择低脂肪的食物，如去皮鸡肉、瘦牛肉等。使用低盐或无盐的调味料，如醋、柠檬汁等。

（3）适量补钙和维生素 D。由于系统性红斑狼疮儿童常需长期使用糖皮质激素等药物，容易导致骨质疏松和骨折等并发症。应适当增加钙质和维生素 D 的摄入，以促进骨骼的生长和发育。选择富含钙质的食物，如奶制品、豆制品、小鱼干等。选择富含维生素 D 的食物，如鱼类、蛋黄、牛奶等。必要时可按医嘱服用钙剂和维生素 D 制剂。

（4）尽可能避免食用可能诱发狼疮、光过敏的食物，如紫花苜蓿、芹菜、无花果、蘑菇、烟熏食物和豆荚等。另外，青霉素、磺胺类和四环素类药也可能加重病情，应尽量避免服用。

（5）避免进食生病前就过敏的食物。

Q：患儿能正常上学吗？

除了在严重的疾病活动期间，其他时间患儿都能够正常上学。该病不影响患儿的学习和思考能力，但中枢神经系统受累的患儿，可能会出现注意力不集中、记忆力障碍、头痛和情绪改变等情况，此时要重新安排教学计划。应该鼓励患儿在疾病允许的程度下参与相应的课外活动。

Q：如何改善患儿的心理状态？

系统性红斑狼疮儿童由于长期面对疾病和治疗的压力，容易出现焦虑、抑郁、自卑等不良心理状态，影响他们的身心健康和社会适应能力。因此，应注意以下几点。

（1）增强自我认知和自我调节能力。帮助儿童了解自己的情绪和需求，培养他们积极面对困难和挫折的态度，教会他们运用放松技巧、正念训练等方法缓解紧张情绪和压力。

（2）建立良好的医患关系和家庭支持系统。让儿童信任医生和护士，积极配合治疗和康复计划，及时反馈自己的感受和困惑，寻求专业的建议和帮助。让儿童感受到家人的关爱和理解，给予他们足够的关心和爱护。

Q：得了系统性红斑狼疮，要注意什么？

（1）系统性红斑狼疮缓解期应让患儿逐步恢复日常活动及学习，避免过劳。

（2）注意定期复查，定量服药，不擅自停药，遵医嘱监测疾病活动度和器官功能，及时发现并处理复发情况或并发症。

（3）注意避免诱发因素，如日晒、感染、药物过敏、情绪波动等，以减少疾病的恶化或复发。使用激素及免疫抑制剂的患者，感染风险高，避免到人多的地方，勤洗手，戴口罩。

（4）注意合理饮食，食物保持干净，避免过量摄入高脂肪、高盐、高蛋白的食物，多吃新鲜水果和蔬菜，补充钙质和维生

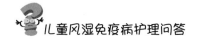

素 D 等。

（5）早睡早起，建议晚上10时前睡觉，最晚不要超过11时，避免熬夜。

（6）注意适当运动，增强体质和免疫力，改善关节活动度和肌肉力量，预防骨质疏松和心血管事件等。

（7）注意保持心理健康，积极乐观地面对生活和工作，寻求家人和朋友的支持和理解，必要时咨询心理医生或寻求心理干预。

Q：得了系统性红斑狼疮，是不是不能参加体育活动？

很多家长认为，确诊系统性红斑狼疮的患儿应该尽量休息，避免参加体育活动，以免诱发疾病活动或加重。这个观点是不正确的。相反，适当的运动可以帮助改善患儿的疲劳状态、心肺功能、骨骼肌力量、关节活动度、心理状态、生活质量等。

但是，并不是所有的运动都适合此类患儿，需要根据患儿的个体情况和疾病活动度来制订合理的运动计划。在开始运动之前，可以先咨询医生或物理治疗师，评估患儿的身体状况和运动能力，确定运动的目标、类型、强度、频率和时间。

（1）疾病活动期间，建议配合医生治疗，卧床休息，有利于疾病的恢复。尤其是疾病重度活动时，患儿的抵抗力较弱，心肺功能负担大，应以休息为主。

（2）疾病稳定期，建议选择适宜的体育活动，推荐选择一些有氧、低冲击力、可调节强度的运动，如散步、打球、骑自行车、游泳、做瑜伽、跳舞、做体操、打太极拳等有氧运动。运动应循序渐进。患儿要避免过于剧烈或有碰撞风险的运动，如拳击、摔跤、足球、从高处跳下等。

（3）运动期间做好关节防护，注意保护皮肤和眼睛，避免引起光过敏或紫外线损伤。首选阴凉通风的室内运动项目，在户外运动时，应涂抹防晒霜，或者戴帽子、墨镜等，尽量避开中午时段的强光。

Q：系统性红斑狼疮并发股骨头坏死如何护理？

股骨头坏死又称缺血性坏死或无菌性坏死，是骨坏死的一种。当股骨头局部血供中断或受损，导致股骨头缺血时，会引起骨细胞及骨髓成分死亡及随后的修复，继而导致股骨头结构改变、股骨头塌陷，进而引起患儿关节疼痛、关节功能障碍。

股骨头坏死的临床表现：①疼痛，这种疼痛是间歇性或持续性的，在行走或活动后加重。多为针刺样、钝痛或酸痛不适，时常伴有麻木感。疼痛常向腹股沟区、大腿内侧、臀部后侧及膝内侧放射。②关节僵直及活动受限，患髋关节屈伸不利，下蹲困难，不能久站或久坐，行走缓慢，早期外展、外旋活动受限。

股骨头坏死护理措施如下。

（1）系统性红斑狼疮合并股骨头坏死患儿应控制体重、遵医嘱减少激素使用、治疗与骨代谢异常有关的原发病等。

（2）避免过度劳累及进行过重的体力活动。

（3）预防性地补充钙剂和维生素 D 制剂。

（4）物理治疗：中药熏蒸、蜡疗、TDP 红外线理疗等可改善局部血液循环，减轻疼痛，松弛关节僵硬。

（5）多吃新鲜果蔬，合理运动，控制血脂，避免脂肪阻塞血管及影响骨及软骨的血供。

（6）定期复查。

第 5 节　混合性结缔组织病

Q：什么是儿童混合性结缔组织病？

儿童混合性结缔组织病（MCTD）是一种具有多种结缔组织病症状的临床综合征，其特点是患儿表现出系统性红斑狼疮、多发性肌炎、皮肌炎、幼年特发性关节炎、硬皮病等多种疾病相重叠的症状。有学者认为其可能是某种结缔组织病的中间过程或亚型。患儿的血清中有极高滴度的斑点型抗核抗体和抗 U1 核糖核蛋白抗体（U1RNP 抗体）。患儿因广泛的血管内膜增殖性损害造成的血管腔狭窄，可发生相应脏器的损害。该病主要发生于青春期儿童，以女孩多见。

Q：儿童混合性结缔组织病有哪些临床表现？

儿童混合性结缔组织病的临床表现多样，其典型的临床表现是多关节炎、雷诺现象、手指肿胀或硬化、肺部炎性改变、肌病和肌无力、食管功能障碍、淋巴结肿大、脱发、颧部皮疹、浆膜炎等。

（1）关节：关节疼痛和发僵，常易受累的关节为掌指关节，表现为手指或手部肿胀，手指或手部出现非对称性的水肿，可能影响握力和活动度。一个或多个关节出现红、肿、热、痛等发炎表现，常见于手指、腕、膝和踝等关节。

（2）皮肤黏膜：雷诺现象是混合性结缔组织病患儿最常见和最早的表现，表现为手指或脚趾在寒冷或压力下变白、变紫或变红，伴有麻木或刺痛感。其他皮肤黏膜表现包括狼疮样皮疹、脱发、指/趾硬化、色素减退、光过敏、荨麻疹、面部和甲周毛细血管扩张、颊黏膜溃疡、皮下结节。

（3）肌肉病变：肌痛，四肢或颈部出现无力或萎缩，导致行走或抬头困难。肌痛是混合性结缔组织病常见的症状，存在炎性肌病的混合性结缔组织病患儿有高热、肌酶升高表现，肌电图有典型炎性肌病改变，肌活检有肌纤维退化性病变，血管周围和间质有浆细胞和淋巴细胞浸润。

（4）心脏：心电图最常见的改变是心律失常、右心室肥厚、右心房增大和室间传导损害。

（5）肺脏：呼吸困难、胸痛及咳嗽。胸部放射线检查异常有间质性改变、肺动脉高压、胸膜渗出、肺浸润和胸膜增厚等。

（6）肾脏：通常为膜性肾小球肾炎，有时也可引起肾病综合征，但大多数患儿没有症状。

（7）胃肠道：食管上部和下部括约肌压力降低，食管远端2/3蠕动减弱，出现进食后发噎和吞咽困难。

（8）血液系统：贫血、白细胞减少、血小板减少、高丙种球蛋白血症。

（9）全身表现：出现发热、乏力、消瘦、食欲减退等全身不适的感觉。

Q：患儿如何做好皮肤护理？

混合性结缔组织病患儿最常见和最早的表现是手指肿胀、变粗，全手水肿及雷诺现象等肢端皮肤表现。手指皮肤胀紧变厚，但不发生挛缩。随着病情的发展，患儿的皮肤可出现狼疮样皮疹、盘状红斑、脱发、指/趾硬化、色素减退、光过敏、硬皮样改变、皮肌炎样皮肤改变等，还可出现复合性口－生殖器溃疡。

给予正确的皮肤护理方法，对于预防和治疗皮肤并发症、改善生活质量是非常重要的。

（1）皮肤护理：做好皮肤清洁，每天用温水和温和的洗浴用品清洁皮肤，避免使用过于刺激或干燥的产品，如香皂、酒精、香水等。洗浴后，用柔软的毛巾轻轻擦干皮肤，不要搓揉或拉扯。在皮肤还有些湿润的时候，涂抹无香料的保湿霜或乳液，以锁住水分，防止皮肤干裂或脱屑。全身皮疹患儿慎用热水浴，以免导致体表血管扩张。

（2）温度护理：雷诺现象是血管收缩导致血流减少所致，为了预防或减轻雷诺现象，应注意保暖，穿戴适合的衣物、帽子、手套、袜子等。患儿应避免吸二手烟或摄入咖啡因等会导致血管收缩的物质；避免过度使用手指或脚趾，如打字、弹琴、敲击等。如果出现雷诺现象，应及时暖和受累部位，如用温水浸泡或按摩。尽可能离开寒冷环境，减少冷水的刺激，加强保暖措施，以促进末梢血液循环，缓解缺氧症状。

（3）避免紫外线及阳光直射：室内应挂遮光窗帘，避免使用紫外线相关的光性疗法。外出时，携带遮阳伞，戴遮阳帽，穿长

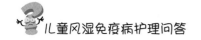

袖上衣、长裙或长裤。

（4）情绪稳定：提供安静整洁的环境，保证充足睡眠，缓解紧张情绪，与易激动或易冲动的患儿多沟通交流，避免其情绪激动，有助于控制发作次数。

（5）饮食护理：少吃冰冷食物，选择富含蛋白质和维生素的食物，多食新鲜水果、蔬菜，禁食辛辣刺激性食物，禁饮浓茶和咖啡，因浓茶和咖啡可兴奋交感神经，对血管有收缩作用，可诱发或加重雷诺现象。

（6）适量运动：运动会增加血液循环，并对身体健康有益，鼓励患儿积极进行功能锻炼，如伸屈指、肘、膝、抬腿，活动双肩，做保健操，打太极拳等，促进血液循环，减少雷诺现象的发生。

Q：患儿关节肌肉受累如何护理？

手指关节是混合性结缔组织病最早和最常受累的部位，约75%的患儿会出现手指关节肿胀和疼痛。腕、膝、踝关节也可受累，出现肿胀、压痛和僵硬。肌肉损害可能会出现肌肉无力、肌肉疼痛、肌肉萎缩等。因此，日常护理应注意以下几点。

（1）急性期严格卧床休息，取关节功能位。姿势不良会加重关节负担，导致关节疼痛加重。建议在日常生活中注意保持正确的站姿、坐姿和卧姿，避免长时间保持同一姿势，定期改变姿势或活动一下关节。

（2）症状好转后进行屈臂、膝及抬腿等功能锻炼，逐渐增加活动量。运动前按摩病变关节及周围组织，缓解局部肌肉紧张。

（3）通过洗脸、穿衣、饮食等增加关节的协调性和灵活性。从短距离散步开始，逐渐锻炼肌力。每天可进行温水浴，轻轻按摩肌肉。

（4）保持适宜的环境温度，寒冷或潮湿可刺激神经末梢，引起血管收缩和肌肉竞争，从而导致关节痛症状加重。

（5）避免日光直射暴晒或受冻，以免增加肌肉、皮肤的损害。

（6）遵医嘱保持规律的用药，抑制免疫系统异常活动，减轻炎症反应。

Q：患儿日常生活中如何护理？

（1）注意保暖，选择柔软、宽松有弹性的衣服、袜子、手套和鞋子，避免衣物过紧影响血液循环。

（2）坚持日常锻炼，如有头晕、心慌、胸痛、关节疼痛等症状，立即就医。

（3）坚持长期服药，按照医嘱服药，不得随意增减药量，糖皮质激素服药后可能出现满月脸、痤疮、多毛等现象，治疗中注意观察血压、血糖的异常变化，注意有无呕血、黑便等消化系统出血症状，注意补钙，预防骨质疏松。

（4）加强营养，多食肉类、蛋类、鱼类、乳类、豆腐和新鲜蔬菜、水果，不吃或少吃芹菜、黄花菜、香菇等增加光敏感或促进免疫功能的食物，禁食油腻、辛辣、海鲜及刺激性食物。长期应用激素者，注意补充含钾、钙的食物。

（5）注意个人卫生，勤洗手、勤漱口，尽量少去公共场所，避免感染，注意饮食卫生，以防胃肠道感染。

（6）保持心情舒适，避免因精神紧张、情绪波动而诱发或加重病情。

（7）定期门诊随诊。

Q：如何对患儿进行心理疏导？

混合型结缔组织病程长，易反复发作，给患儿及家庭带来较大的经济和精神压力。患儿长期服用激素出现满月脸，体型肥胖，体重增加，影响美观，使患儿自我形象受损，常导致其紧张、焦虑、抑郁，人的情绪可直接影响免疫系统。

护理人员要帮助家属了解患儿的心理状态；加强与患儿的沟通和交流，认真倾听患儿倾诉，取得其信任，鼓励其进行情绪宣泄；仔细观察病情，一旦发现不良情绪和行为及时进行疏导；帮助患儿建立良好的社会支持系统，指导家属及朋友多陪伴、安慰患儿，避免其精神紧张、情绪波动而诱发或加重病情。

第 6 节　抗磷脂综合征

Q：什么是抗磷脂综合征？

抗磷脂综合征（APS）是一种自身免疫性疾病，指血液中存在一类能够与磷脂结合的抗体，称为抗磷脂抗体（APL），这些抗体会导致血液更容易凝固，从而引起动脉或静脉的血栓形成。血栓形成可能影响身体的任何部位，如腿部、肺部、心脏、脑部、肾脏等，造成相应器官的损伤或功能障碍。该病以血栓、习惯性流产、血小板减少为主要特征。儿童抗磷脂综合征多为继发性，可继发于系统性红斑狼疮、混合性结缔组织病、特发性关节炎、克罗恩病等，其中继发于系统性红斑狼疮最多见。

Q：儿童抗磷脂综合征会有什么表现？

儿童也可能患有抗磷脂综合征，但其发生率较低。儿童患者中，女孩多于男孩，多数在 10 岁以后发病。儿童患者的临床表现与成人类似，主要为血栓形成和血小板减少。

（1）动、静脉血栓形成：临床表现取决于受累血管的种类、部位和大小，可表现为单个或多个血管受累。下肢深静脉血栓是常见的儿童静脉血栓，表现为一侧大腿水肿和疼痛。动脉血栓多发生于脑血管及上肢。

（2）如出现神经系统受累，患儿可表现为偏头痛、舞蹈症、癫痫或精神异常。

（3）如出现血液系统相关的问题，患儿可表现为血小板减少、自身免疫性溶血性贫血、淋巴细胞减少、凝血功能异常。

（4）该病可引起心脏受累，患儿可出现如瓣膜病、冠状动脉病变、心房或心室栓塞、肺动脉高压、心肌病等疾病的相关症状。

（5）肾脏受累表现为蛋白尿、肉眼/镜下血尿、高血压、肾功能不全、肾病综合征、急性肾功能损伤等。

（6）皮肤可有网状青斑、雷诺现象、皮肤溃疡、掌跖红斑、皮肤坏死、紫癜及指/趾甲下裂片状出血等表现。

（7）灾难性抗磷脂综合征是一种急性进行性的危及生命的抗磷脂综合征，由多发微血管血栓形成导致多器官衰竭。

Q：什么是网状青斑？

网状青斑是皮肤上的一种红蓝色或紫罗兰色斑片状血管网纹，压之可变白，由于皮肤局部血管舒缩功能紊乱致使细小动脉痉挛和细小静脉扩张，导致血液淤滞而出现的。网状青斑最常见于下肢，但也可能出现在其他部位，如手、前臂、臀部、背部和腹部，寒冷季节症状明显。

网状青斑分为原发性网状青斑和继发性网状青斑，原发性网状青斑多发生在正常儿童和青年女性中，继发性网状青斑可能与抗磷脂综合征、结缔组织病、血管炎、血液系统疾病、遗传性疾病、药物、感染等相关。青斑不易消失，局部皮肤常有轻度疼痛、水肿和浸润。青斑局部高出皮肤表面呈条索状，同时伴有原发疾病的临床表现。有些继发性青斑的中央合并溃疡，偶有中央合并白斑。

日常护理：①避免寒冷刺激，注意防寒保暖。②发作时，可将肢体浸泡于温水中，温度以 32 ～ 36 ℃为宜。③遵医嘱规律治疗原发疾病。④调节患儿情绪，避免情绪激动或过度紧张。⑤伴有溃疡者，应休息及换药，促进溃疡快速愈合。⑥青斑或溃疡处避免抓挠，防止感染。

Q: 患儿如何预防下肢血栓？

深静脉血栓形成（DVT）是一种下肢静脉回流障碍性疾病，常发生于下肢部位，阻碍静脉血液回流，导致远端静脉压力升高，继而出现肢体疼痛性痉挛和肿胀、浅静脉扩张、皮肤色素沉着等临床症状。

下肢动脉血栓主要是由心脏或其近侧动脉壁脱落形成的栓子或自外界进入动脉的栓子，被血流推向远侧下肢，阻塞下肢动脉血流而导致肢体缺血甚至肢体坏死的一种病理过程，表现为下肢疼痛（最初表现及主要症状），疼痛从膝部传导至足部，肢端皮肤紫黑，足背动脉搏动微弱或消失，肢端凉。

（1）基础预防：卧床休息患儿鼓励早期活动和进行腿部锻炼，可指导患儿进行踝泵运动以促进静脉回流；卧床活动时，做好防护措施，拉起床栏，防止坠床；根据患儿的恢复情况建议尽早下床活动；避免脱水，给予适度补液，保证足够的入水量，建议饮水量 1500 ～ 2500 mL/d。

（2）机械预防：穿抗血栓袜，在脚踝部位建立最高支撑压力，顺着腿部向上压力逐渐递增，以促进下肢静脉血液回流，减少血流淤滞。

（3）病情观察：①观察下肢患侧皮肤温度、颜色、足背动脉搏动及肿胀消退情况。②不可按摩患肢，以防血栓脱落，造成其他组织器官的栓塞。③做好测量标记，每日测量双下肢腿围值。④关注患肢是否有麻木、酸胀、疼痛和进行性加重等变化，配合医生积极治疗。

（4）患肢护理：①注意肢体保暖，保暖可促进血管扩张，勿使肢体暴露于寒冷环境中，以免血管收缩；避免用热水袋或热水给患肢直接加温，因为热疗会使组织需氧量增加，将加重肢体病变程度。②取合适体位，睡觉或休息时取头高脚低位，使血液容易灌流至下肢；避免长时间维持同一姿势不变，以免影响血液循环；坐时应避免将一腿搁在另一腿膝盖上，防止患肢受压，阻碍血流。③保持足部清洁干燥，每天用温水洗脚，告诉患儿先用手试水温，勿用足趾试水温，以免烫伤。④皮肤瘙痒时，可涂拭止痒药膏，但应避免用手抓痒，以免造成开放性伤口和继发感染；如有皮肤溃疡或坏死，保持溃疡部位的清洁，避免受压及刺激。⑤观察患肢的皮肤温度、色泽、感觉，以及足背脉搏搏动情况。

Q：什么是踝泵运动？如何进行？

踝泵运动是一种动作简单但对预防下肢静脉血栓很奏效的运动。通过踝泵运动，可以增强下肢肌肉力量，预防肌肉萎缩，防止踝关节僵硬。通过踝关节的运动，带动下肢肌肉，像水泵一样把下肢的血液挤回心脏，从而促进下肢消肿，预防血栓。

踝泵运动的方法：平躺或坐在床上，下肢伸展，大腿放松，缓缓勾起脚尖，尽力使脚尖朝向自己，至最大限度时保持 3 ~ 5 秒，然后脚尖缓缓下压，至最大限度时保持 3 ~ 5 秒，最后做踝关节 360° 环绕，尽量保持动作幅度最大，这样一组动作完成。

作用原理：跖屈（脚尖朝下）时，小腿三角肌收缩变短，胫骨前肌放松伸长；背伸（脚尖朝下）时，胫骨前肌收缩变短，小腿三头肌放松伸长。肌肉收缩时血液和淋巴液受挤压回流，肌肉放松时，新鲜血液补充。通过这样简单的脚踝屈伸运动，可以有效促进下肢的血液循环。

适用人群：踝泵运动不仅适用于抗磷脂综合征的患儿，对大手术后预防静脉血栓、妊娠和分娩、长时间保持坐位（长程飞机、火车等）或蹲位、肥胖、癌症、服用激素及避孕药、应用激素替代疗法、感染、制动及吸烟等人群均有益处。

运动频率：每日踝泵运动 10 ~ 15 次，每次 20 ~ 30 组，可以选择在早、中、晚 3 个时段进行。

注意事项：血栓形成、股静脉置管、病理性骨折踝部骨折未内固定 / 石膏固定、骨折影响踝关节功能、全身情况极差、病情不稳定等，要在确保患儿安全的前提下进行踝泵运动。

Q：使用抗凝药物期间如何护理？

抗凝药是一种阻止血液凝固、防止血栓形成的药物，还有防止已经形成的血栓继续进展的作用。其主要不良反应为出血，常见的有皮肤黏膜出血、牙龈出血、鼻出血、内脏出血、便血及深部组织出血、眼底及颅内出血等。

（1）使用抗凝药物应严格参照医嘱，不可漏服，不可多服，按时按量服药是发挥抗凝效果的前提。

（2）未经医生提醒，不可以自行停药或更改剂量，尽可能每日在相同的时间段服药。

（3）防跌倒、防外伤：增强危机意识，平时避免高危动作。做好防跌倒措施，如穿防滑鞋、避免碰伤。

（4）定期评估出血风险：遵医嘱定时复查凝血功能，进行药物不良反应监测，应用华法林者需监测凝血酶原时间（PT），评估国际标准化比值（INR），以判断出血风险的大小。

（5）观察有无出血倾向：皮肤黏膜有无出血点，有无鼻黏膜出血、牙龈出血，以及二便的颜色，女性患者应警惕月经是否增多、神志意识等。

Q：日常护理注意事项是什么？

抗磷脂综合征是一种罕见的自身免疫性疾病，患儿体内会产生抗磷脂抗体，这些抗体会导致血液凝固异常和血栓形成。儿童患上抗磷脂综合征可能会面临一系列的危险，因此日常护理方面需要特别关注。

（1）预防血栓形成：血栓形成是儿童抗磷脂综合征最常见的临床表现，也是最严重的并发症之一。血栓形成可能发生在任何部位的动脉或静脉中，导致相应器官的缺血或坏死。常见的血栓形成部位包括下肢深静脉、肺动脉、大脑动脉、肾动脉等。血栓形成可能导致慢性肢体肿胀、呼吸困难、胸痛、神经功能障碍、高血压等严重后果。因此，应避免长时间的静坐或久站，以减少血液凝块的风险。避免剧烈的运动和受伤，因为这可能导致血管损伤和血栓形成。

（2）做好皮肤黏膜护理：抗磷脂综合征患儿出现皮肤网状青斑，可致皮肤血液循环障碍，也可因四肢动脉闭塞出现肢端顽固性溃疡及坏疽。护理上，应密切观察是否有肢体发凉、颜色发白发绀、动脉搏动减弱等。对于肢端皮肤破溃甚至已发黑坏死者，应加强换药，注意保暖。抗磷脂综合征会引起血小板减少，应防止碰撞及外伤，注意皮肤有无出血点、瘀点瘀斑及口腔黏膜有无出血等表现。

（3）避免感染风险：保持良好的个人卫生习惯，避免接触传染源，定期接种疫苗。

（4）均衡饮食：摄取足够的水分、维生素和矿物质，选择富含纤维和抗氧化剂的食物，如水果、蔬菜、全谷物和健康的脂肪来源（如鱼类和坚果）。避免摄入高胆固醇、高脂肪及高盐的食物，因为这些食物可能增加血液凝块的风险。

（5）保持良好的心理状态，避免过度的压力和焦虑。规律进行复查。

（6）观察有无头晕、头痛、烦躁不安、癫痫样发作、肢体偏瘫、胸闷、胸痛、心悸、气促等表现，一旦发生，应立即就诊。

第 7 节　幼年皮肌炎

Q：什么是幼年皮肌炎？

　　幼年皮肌炎（JDM）是一种自身免疫性疾病，是主要累及横纹肌和皮肤的急慢性非化脓性炎症病变，多以皮疹、肌无力和肌痛为首发症状，可累及心、肺、胃肠道及关节等重要脏器。患儿在疾病的不同时期还会出现钙质沉着这种皮肤并发症，各年龄均可发病，起病年龄多在 5 ~ 14 岁。

Q：得了幼年皮肌炎会有哪些症状？

　　1. 肌肉病变

　　（1）颈屈肌受累：平卧抬头困难，头常呈后仰状。

　　（2）肩带肌及上肢近端肌无力：上肢不能平举、上举，不能梳头穿衣。

　　（3）骨盆带肌及大腿肌无力：抬腿困难，不能上车、下楼，坐下，下蹲后起立困难。

　　（4）咽喉部肌无力：发音困难，声嘶。

　　（5）咽、食管上端横纹肌受累：吞咽困难，饮水发生呛咳，液体从鼻孔流出。

　　（6）食管下段和小肠受累：反酸、食管炎、吞咽困难、上腹胀痛和吸收障碍。

（7）胸腔肌和膈肌受累：呼吸表浅、呼吸困难，可引起急性呼吸困难。

2. 皮肤病变

（1）向阳疹：上眼睑或上下眼睑紫红色斑疹，伴轻度水肿，皮疹可蔓延至前额、鼻梁、上颌骨等部位。

（2）Gottron 征：掌指关节、跖趾关节、肘关节、膝关节、踝关节伸侧，皮疹呈红色或紫红色，部分可融合成块状，可伴细小鳞屑。

（3）"V"字领征：颈部和上胸部"V"字区、躯干部及四肢伸侧等处出现弥漫性或局限性红色皮疹，部分皮疹消退可留有色素沉着。

3. 钙质沉着

25% ~ 50% 的患儿在疾病的不同时期发生钙质沉着。儿童较成人更易出现钙质沉着。表现为皮下小硬块或结节、关节附近呈团块状沉着、肌肉筋膜面片状钙化等。

4. 关节病变

轻度关节痛，关节炎。

5. 肺部病变

间质性肺炎是皮肌炎常见的肺部损害，发热、气促、进行性呼吸困难和咳嗽为首发症状，并快速出现低氧血症、呼吸衰竭，进展快，预后差。

6. 心脏病变

全心脏累及，最常见症状是心律不齐和传导阻滞。

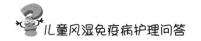

7. 消化道病变

吞咽困难、食物反流、腹泻、消化道溃疡。

Q：幼年皮肌炎患儿需要做哪些检查？

幼年皮肌炎是一种罕见的儿童风湿免疫疾病，主要特征是慢性的皮肤炎症和肌肉病变。以下是幼年皮肌炎常涉及的检查项目及其意义。

血常规检查：血常规可以评估炎症指标，如白细胞计数、红细胞沉降率（ESR）和 C 反应蛋白（CRP）。这些指标可以帮助医生确定是否存在炎症反应。

肌酶检查：肌酶检查包括肌酸激酶（CK）、肌酸磷酸肌酶（CPK）、谷草转氨酶（AST）等。这些酶的升高可以提示肌肉损伤和炎症。

肌炎抗体：该病肌炎自身抗体阳性，不同肌炎自身抗体可提示幼年皮肌炎不同的临床表现，对疾病诊治有重要意义。

肌肉活检：肌肉活检是诊断幼年皮肌炎的关键检查之一，通过取肌肉组织样本进行病理学检查，可以确定是否存在肌肉炎症和病变。

免疫球蛋白检查：免疫球蛋白检查可以评估免疫系统的功能，并检测是否存在免疫球蛋白缺乏或异常。

Q：肌肉活检术患儿应如何护理？

肌肉活检是通过手术获得一小块骨骼肌标本进行病理检查的方法，即通过肌肉活检，获得肌肉标本，满足病理诊断。较常见的肌肉活检取材部位是股四头肌和三角肌等，选择有压痛和中等无力的部位可提高检测的阳性率。

1. 活检前护理

（1）完善各项术前检查，包括血常规（五分类）、凝血四项、血小板计数、输血前八项、心电图等。

（2）肌肉活检术前一天洗澡或清洁皮肤，保持活检处皮肤清洁。

2. 活检后护理

（1）术后观察患儿生命体征的变化，如有无体温升高。

（2）术后患儿应卧床休息，避免剧烈运动，观察活检肢体皮肤温度及颜色，如伤口在下肢，下肢应尽量抬高，并主动进行活动，以促进血液循环，防止静脉血栓形成。

（3）密切观察伤口敷料有无渗血、渗液，避免洗澡，保持局部敷料干燥固定，防止污染，必要时更换敷料。

（4）密切观察伤口有无麻木、疼痛情况，伤口疼痛剧烈时，立即报告医护人员，及时给予镇痛等处理。

（5）伤口每2～3天换药1次，14天拆线，注意观察伤口有无红肿等感染情况。

Q：幼年皮肌炎合并钙质沉着时如何护理？

幼年皮肌炎相关的钙质沉着是逐渐发展的，多发生在肘部、膝部、屈肌面及臀部等反复摩擦部位，位于皮内、筋膜或肌肉间。皮下钙质沉着表现为皮肤局部硬性结节或斑块，破溃后可流出白色石灰样物质，常继发感染。钙质沉着可以导致关节僵硬、肌肉疼痛和功能障碍等问题。在护理幼年皮肌炎合并钙质沉着的患儿时，需要采取一系列的措施来缓解症状、减轻疼痛，并提供全面的护理支持。

（1）日常生活中应注意保护局部钙质沉着处皮肤，避免因撞击、摩擦导致皮肤破溃、感染。

（2）保持正确的姿势及体位。同时进行适度的运动和活动，以维持关节和肌肉的灵活性和强度。

（3）根据医生的医嘱，按时服用抗炎药、免疫抑制剂和钙调节剂等药物。

（4）钙质沉着破溃会导致皮肤溃烂和溃疡形成，应到医院进行伤口清洁或切开引流，并采取适当的伤口包扎方法，以促进愈合和预防感染。定期更换敷料，观察伤口的愈合进展，并记录所有异常。

（5）幼年皮肌炎合并钙质沉着破溃可能导致患儿经历剧烈的疼痛。应根据患儿的疼痛程度和个体差异制订个性化的疼痛管理计划，包括非药物治疗方法（如冷热敷、按摩）和药物管理方法（如给予非甾体抗炎药和镇痛药）。

（6）手术摘除或刮除也是较大结节样、肿块样病变的钙质沉着的处理方式。

Q：患儿肌力受损会有哪些表现？应该注意什么？

幼年皮肌炎的症状会有轻度肌痛或肌肉僵硬、肌无力，起病时多见于下肢肌群，导致不能行走，不能上楼梯，颈前屈肌和背肌无力导致不能抬头和维持坐位。

病变肌肉常呈对称分布，近端肌（如髋、肩、颈屈肌和腹肌）明显；受累肌肉偶呈水肿样，稍硬，轻压痛；肌力减退，患儿不能从卧位坐起，不能从坐位站起，不能下蹲或下蹲后不能起立，上下楼梯困难；重症累及肢体远端肌肉，患儿可能完全不能动弹。

发生肌肉病变时，应注意加强保护患儿，防止因肌力减弱、活动不便造成的外伤；合并钙化及皮肤溃疡的患儿注意活动时应动作轻柔，避免撞击到钙化灶，加强皮肤清洁，预防感染；急性期过后应尽早进行合理的康复锻炼，避免肌肉萎缩、肌腱和关节挛缩。

Q：患儿皮肤受损如何护理？

（1）观察皮疹颜色变化、皮疹分布及范围，以及局部有无肿胀。

（2）注意眼部卫生，避免用手揉搓眼睛，避免长时间用眼，注意保证充足的睡眠。

（3）穿柔软、宽松的棉质衣裤。

（4）修剪指甲，勿搔抓，注意个人卫生，以防感染。

（5）温水清洁皮肤，注意保暖，避免寒冷刺激。

（6）可使用无刺激性的润肤露，避免使用碱性肥皂，避免使用刺激性化妆品。

（7）皮肤出现皲裂者可使用保湿霜外擦。

（8）如出现瘙痒，勿抓挠，可予炉甘石洗剂外擦。

（9）皮损处可用莫匹罗星外涂。

（10）长期卧床者每2小时翻身1次，避免一个部位长时受压。

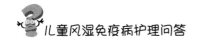

Q：有皮疹的患儿可以晒太阳吗？如何有效防晒？

皮肌炎患儿的皮疹一般具有光敏性，日晒后可能加重。因此，推荐所有皮肌炎患儿要常规使用防晒霜，包括冬季。幼年皮肌炎与紫外线中的 UVB 射线有关，在室内隔着玻璃是安全的。

如果皮疹比较严重，甚至有破溃、钙化等，就不适合涂防晒霜了，可以穿长衣长裤，选择优质的防晒衣、防晒帽及打遮阳伞。

尽量避免夏季在上午 10 时至下午 4 时外出，以及避免去海边。

保持室内温湿度，避免过冷过热的刺激，避免冷风直吹皮肤，皮肤出现皲裂者可使用保湿霜外擦。

Q：患儿饮食要注意什么？

有一部分患儿咽部的肌肉或消化道平滑肌受累，会出现不同程度的吞咽困难，可依据孩子具体情况进软食、半流食或流食。进食时务必注意观察有无呛咳，避免出现窒息。患儿可能由于肌力差咀嚼缓慢，请多一点耐心，待口中食物咽下后再喂下一口。另外，这里还要提醒照护者，很多患儿进流食容易发生呛咳，可以试着给予半流食或软食，含水量较少能够在一定程度上减少呛咳的发生。吞咽困难严重患儿需要护士及时下胃管予鼻饲防止误吸。

Q：患儿如何做好呼吸道护理？

幼年皮肌炎是全身血管性炎症的病变，疾病可影响许多重要脏器，其中肺部脏器在疾病早期就可能受到影响，可引起肺间质和肺实质的病变，在此基础上如并发肺部感染，可导致病情急剧加重。做好呼吸道护理，预防肺部感染非常重要。

（1）幼年皮肌炎肺部病变早期不一定出现明显咳嗽、呼吸困难等症状，此时应配合医生完成高分辨 CT 及肺功能检查，明确是否有肺部问题。

（2）保持环境洁净，温湿度适宜，定时开窗通风，减少陪伴人员，尤其是有感染的陪护人员应尽量避免与患儿接触。

（3）在住院期间应密切观察患儿生命体征变化，对高热患儿做好血常规监测，有异常及时通知医生。

（4）当患儿肺部 CT 提示有肺间质性病变并出现呛咳、呼吸道分泌物较多时，取半卧位，协助翻身、叩背，促进分泌物及时排出，保持呼吸道通畅。正确留取痰液标本，送检进行细菌培养及药物敏感试验，按医嘱合理使用抗生素。痰液黏稠不易咳出者给予雾化吸入，待痰液稀释后，鼓励自行咳出，对咳痰无力者及时用吸引器吸出痰液，以保持呼吸道通畅。

（5）对恢复期出院患儿应在家关注生命体征变化及呼吸道变化，可使用经皮血氧仪监测血氧饱和度变化，有异常及时复诊。

Q：什么是痰培养？如何配合痰培养标本的留取？

痰培养是指对痰液中提取的致病微生物进行培养，寻找引起呼吸道感染的主要致病菌，用于呼吸道感染的病因诊断，并指导医生有针对性地选择最为合理的抗菌药物。痰液中培养出的病原菌种类及药敏试验结果对疾病的诊断和指导用药有着重要的意义。

痰培养标本的留取：若为年长患儿可选择自然咳痰法，以晨痰为佳，咳痰前先用冷开水、纯净水反复漱口 3 次，然后用力咳出呼吸道深部的痰，痰液直接吐入痰杯中，1 小时内送检。尽可能在用抗菌药物之前采集标本。标本量应＞1 mL。痰量少或无痰者可进行雾化吸入，使痰液易于排出。对于年幼患儿难以自然咳痰，可用无菌吸痰管抽取气管深部分泌物，在吸痰前可使用空心掌叩击拍背促进痰液的排出，吸痰前后 1 小时勿进食，以免刺激咽喉部发生呕吐。

Q：患儿如何进行康复运动训练？病情稳定返校时可以上体育课吗？

幼年皮肌炎患儿是可以运动的，由于幼年皮肌炎患儿的有氧能力减弱并且负重性体力活动水平较低，可能会加重功能受限并促使关节挛缩，适当的活动训练、肌力训练及有氧训练可以预防或改善关节挛缩，并提高有氧耐力。

患儿在疾病早期会有四肢肌无力，锻炼相对来说要困难一点，可以选择在床上做被动运动，比如被动地运动关节、肌肉，来维持关节活动度和肌肉的功能，以不损伤再生肌纤维为目的。随着临床症状的改善，肌力逐渐缓解后应尽早进行主动运动，逐渐增加肌肉活动量，防止肌肉萎缩及肢体挛缩，增强肌力，切勿长期卧床或固定肢体，可以做一些适当的有氧运动，如慢跑、游泳、瑜伽等。

在疾病缓解期，也就是疾病得到明显的控制、身体肌力得到有效的恢复时，是可以返校上课的，同时也可以进行体育锻炼，但是不要做剧烈的运动。患儿可以进行散步、慢跑、骑自行车等有氧运动；外出时做好防晒措施，穿长衣长裤，戴遮阳帽，避免阳光直射。

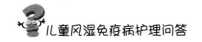

第 8 节　硬皮病

Q：什么是儿童硬皮病？

儿童硬皮病是儿童时期少见的自身免疫性结缔组织病，以皮肤硬化和萎缩为特征。主要病因是免疫系统错误地产生抗体以攻击体内的结缔组织。结缔组织是一种广泛分布于人体各个部位的组织，包括皮肤、骨骼、肌肉、血管、内脏等。患儿的皮肤会出现对称性纤维性增厚和变硬，可伴有内脏器官（如食管、肠道、心脏、肺和肾脏等）的纤维性改变。它分为局限性硬皮病（LS）和系统性硬化症（SSc）两种类型。前者以局限性皮肤增厚和纤维化为主，后者除皮肤损害外，内脏器官如心、肺、肾和消化道也会受侵犯。

Q：得了硬皮病都有哪些症状？

（1）局限性硬皮病：以皮肤病变为主，主要影响皮肤和下层的结缔组织，如肌肉和骨骼。它通常表现为皮肤上出现不同形态和大小的硬化斑块，称为斑块型硬皮病。这些斑块可能会影响患儿的外观和活动能力，甚至导致畸形和残疾。局限性硬皮病还包括一种称为线型硬皮病的亚型，表现为沿着身体某一方向出现线条状的硬化斑块，常见于四肢或头部。线型硬皮病可能会影响患儿的生长发育和关节活动，导致肢体不对称或功能障碍。

（2）系统性硬化症：不但可引起广泛的皮肤改变，还会导致重要脏器受累，甚至危及生命。本型起病一般徐缓，皮肤异常多在早期即出现。

（3）手指硬化：手指和手掌的皮肤变厚、变紧、变光滑，导致手指弯曲和僵硬，影响手部功能和灵活性，俗称"腊肠手"。手指硬化可能会伴有指甲周围的溃疡或钙化物沉积。

（4）面部呈现具有特征性的"面具"样表现，面部皮肤紧绷、发亮，没有皱纹，偶尔由于眼睑、颊和口活动度减少出现没有表情的脸，称为"面具脸"。

（5）雷诺现象：手指或脚趾在寒冷或情绪紧张时变白、变紫、变红，并伴有麻木或刺痛感。这是由血管收缩导致血液流量减少所致。雷诺现象可能会增加患儿感染或坏死的风险。

（6）内脏受累：全身性硬皮病可能会影响心脏、肺、肾、消化道器官等内脏器官的功能，导致不同的症状和并发症。如心脏受累可能会导致心律失常、心包炎、心力衰竭等；肺受累可能会导致肺动脉高压、间质性肺病、呼吸困难等；肾受累可能会导致肾危象、高血压、尿毒症等；消化道器官受累可能会导致胃食管反流、吞咽困难、便秘等。

Q：硬皮病皮肤会有哪些改变？如何护理？

硬皮病的皮肤病变发展分为三期，即水肿期、硬化期和萎缩期。病变先发生于四肢、颜面、后颈部，以后扩展至躯干部。最初皮肤呈紫色。

水肿期开始较轻，面部水肿较明显，手指呈"腊肠"样弥漫性肿胀。

硬化期水肿消退，皮肤出现紧绷感，失去原有的光泽和纹理。皮肤变硬后类似皮革，光滑发亮，不能用手捏起皮褶，皮肤温度低而发凉。

萎缩期时皮肤与下层组织紧紧相连，累及面部时，可出现前额平坦发亮、鼻形尖小、面容呆板、口唇紧缩的特殊面容。患儿手指僵硬，指尖可发生慢性溃疡。四肢关节呈屈曲状以致行动困难，关节表面皮肤也可发生溃疡，特别是肘部。病情进展后，皮肤呈黄褐色或象牙色，可见色素沉着或色素减退。

在对硬皮病患儿进行护理时要做到以下几点。

（1）注意保暖，约有90%的硬皮病患儿可出现雷诺现象，寒冷是最常见诱因。

（2）保持患儿皮肤清洁，由于患儿皮肤防御功能低，每日周身擦浴一次，水的温度要适宜，水温过低易引起血管痉挛，水温过高易造成组织充血加重，禁止热水烫洗。

（3）保持皮肤湿润：使用温和的保湿剂（如羊脂性润肤霜），帮助缓解皮肤干燥和紧绷感。

（4）避免使用含有刺激性成分的洗涤剂和化妆品，皮肤菲薄处给予套袜保护。

（5）避免过度清洁，以免破坏皮肤的天然保护层。

（6）防晒：在暴露于阳光下时，使用防晒霜或遮阳物品，以保护皮肤免受紫外线的伤害。

（7）穿着舒适：选择柔软、透气的衣物，减少摩擦，避免穿过紧的衣物。

（8）防止压疮的发生，密切关注患儿骨突处及各部位皮肤情况，勤翻身、勤按摩皮肤受压部位，动作应轻柔，保持床单干净、整洁。

Q：硬皮病会有哪些系统损害？如何观察并护理？

（1）反流性食管炎：系统性硬皮病累及胃肠道的常见部位是食管。临床护理中，嘱患儿避免进食过饱，休息时适当抬高头部，吞咽困难者安排半流质饮食，片状药物可研成粉末用水冲服，必要时鼻饲流质食物，保证机体必要的营养供给。

（2）间质性肺炎：肺部受累是导致患儿死亡的首要原因。早期表现为劳累时进行性呼吸困难、干咳。临床护理中，应指导患儿采用腹式呼吸和缩唇式呼吸进行呼吸功能的锻炼，这两种呼吸方式可以预防肺部的纤维化硬化。方法为患儿将一只手放在胸前，另一只手放在腹部，在吸气时挺腹，胸部保持不动，在呼气时腹部内陷，尽量将气体全部呼出；采用鼻子吸气、用口呼气的呼吸方法，在呼气时将嘴唇缩成吹笛的样子，将气体从窄缩的嘴唇缓缓地呼出。

Q：硬皮病会影响儿童日常生活吗？

由于皮肤变硬和紧绷，儿童可能会经历以下问题。

（1）手部功能受限：皮肤变硬会导致手指关节的活动范围减小，影响握持和手指灵活性。这可能使得日常生活中的简单任务变得困难，如穿裤子、系鞋带或使用餐具。

（2）运动能力下降：儿童硬皮病可能导致肌肉和关节的僵硬，使得运动能力下降。孩子可能会在跑步、跳跃、爬行或其他体育活动时变得困难。

（3）呼吸困难：如果硬皮病影响到肺部，儿童可能会出现呼吸困难。这可能导致体力活动受限，影响日常生活中的运动和活动能力。

（4）社交和心理影响：硬皮病儿童外观的变化可能会影响孩子的自尊心和社交能力。他们可能会感到自卑或被排斥，影响他们与同龄人的交往和社交活动。

Q：如何应对硬皮病对日常生活的影响？

（1）物理治疗：定期进行物理治疗，包括伸展和强化练习，以帮助保持关节灵活性和肌肉力量。

（2）功能训练：通过日常生活中的功能训练，帮助儿童学会应对困难任务，如穿衣、洗澡、吃饭等。

（3）支持和教育：提供儿童和家庭的支持和教育，帮助他们了解疾病的特点和管理方法，并提供心理支持。

（4）适应环境：根据儿童的需求，适当调整环境，如提供辅助工具、改变座椅高度等，以便他们更好地参与日常活动。

（5）社交支持：鼓励儿童参与社交活动，并提供支持和机会，以帮助他们建立自信、与他人建立联系。

Q：硬皮病患儿张嘴受限如何护理？

硬皮病张嘴受限是指患儿皮肤或口腔黏膜硬化或萎缩，导致口腔开口度减小，影响患儿的进食、说话、刷牙等日常活动。儿童硬皮病张嘴受限主要发生在全身性硬皮病患儿中，尤其是有面部受累的患儿。

（1）药物治疗：儿童硬皮病张嘴受限的根本原因是全身性硬皮病导致口腔组织的损伤和纤维化，因此需要在医生的专业指导下使用一些药物来控制全身性硬皮病的活动度和进展，减轻口腔组织的损害和萎缩。常用的药物包括免疫抑制剂（如甲氨蝶呤）、血管扩张剂（如尼群地平）、抗纤溶剂（如甘草酸）、皮质类固醇（如泼尼松）等。药物治疗需要在医生的指导下进行，定期监测药物的效果和不良反应。

（2）物理治疗：儿童硬皮病张嘴受限的直接原因是口腔开口度的减小，因此需要使用一些物理治疗来增加口腔开口度，改善口腔功能和外观。物理治疗包括使用一些辅助器械（如开口器、牙托、弹力带等）来帮助患儿逐渐增加口腔开口度，以及进行一些口腔运动（如吹气、吞咽、吐舌、做鱼嘴等）来增强口腔肌肉力量和灵活性。物理治疗需要在专业人员的指导下进行，避免过度或不当的操作。

（3）口腔护理：儿童硬皮病张嘴受限会导致患儿难以进行正常的口腔清洁和保健，增加牙齿和牙龈等问题的发生风险。口腔护理包括使用软毛牙刷或电动牙刷来清洁牙齿和牙龈，使用含氟牙膏或漱口水来预防龋齿和牙龈炎，使用润唇膏或口腔喷雾来保持口腔湿润和舒适，定期到牙科医生那里进行检查和治疗。

（4）营养支持：儿童硬皮病张嘴受限会导致患儿难以进食或咀嚼，影响患儿的营养摄入和消化吸收，增加消瘦和贫血等问题的发生风险。如有吞咽困难，应给予流质饮食或留置胃管注入流食。营养支持包括选择一些易于咀嚼和吞咽的食物，如流质、软质或碎屑食物，避免进食一些过硬、过干或过黏的食物，如坚果、干果或糖果；保持饮食的多样性和平衡性，避免过于偏食或挑食；保持足够的水分摄入，避免饮用过于辛辣或刺激的饮料；根据需要使用一些营养补充剂或药物，如维生素、铁剂或胃肠动力剂等。

Q：硬皮病患儿日常生活中需要注意什么？

在日常生活中教会患儿养成张嘴大笑、吞咽动作、收缩肛提肌的习惯性动作。这有利于预防面部和口腔肌肉的挛缩，增加咽喉、食管肌肉和肛提肌的弹性，预防吞咽困难和便秘的发生。

对患儿的皮肤黏膜采取防冷、防烫、防感染、防外伤的措施。①防冷措施就是做好皮肤的保暖，患儿要在寒冷的天气注意增加衣物，避免与冰雪、冷水接触，每天用 42 ~ 45 ℃的温水浸泡手脚两次。②让患儿远离热源，防止被热水烫伤、被火烧伤，注意食物和饮用水的温度，防止口腔和食管黏膜被烫伤。③做好保护措施，防止皮肤或者黏膜受到伤害，在患儿洗浴后为其涂滋润膏护肤止痒，避免患儿用手抓伤皮肤。

Q：硬皮病患儿如何进行日常皮肤护理？

（1）对于皮肤干燥、有脱屑的患儿可涂抹乳液和防晒霜，保护干燥或僵硬的皮肤。

（2）切勿在阳光下暴晒，外出时做好防晒措施。

（3）洗澡时避免水温过高，避免使用刺激性的洗浴用品或家用化学药品，以免刺激皮肤，加重皮肤干燥。

（4）日常生活中应注意戴手套，勤剪指甲，注意皮肤清洁，穿宽松棉质柔软衣料避免过多摩擦，以免诱发溃疡。

Q：硬皮病患儿出现雷诺现象怎么护理？

大部分硬皮病患儿有雷诺现象，即遇冷或情绪激动时手足皮肤变苍白，后转为潮红，伴有麻木及刺痛感，可持续十多分钟。因此，患儿需要注意保暖，冬季外出时戴手套和口罩，不使用凉水洗手或洗衣服。可用温水浸泡手足，局部按摩，加快血液循环，禁止吸烟。

情绪波动易诱发血管收缩，加重雷诺现象，可出现内脏器官血管痉挛表现，导致内脏器官缺血、缺氧。尤其是过度兴奋、悲伤、发怒等情绪变化，更易诱发或加重雷诺现象。因此保持健康乐观的心态及良好的情绪，不仅对生活质量有重大提升，对疾病的治疗和预后也有积极影响。

Q：硬皮病患儿如何进行肢体功能锻炼？

硬皮病患儿多有四肢关节皮肤增厚、肌肉硬化，严重者有关节畸形、关节功能障碍，患儿活动受到限制，影响日常生活。可以通过正确使用各类生活辅助用具和运动等，比如手指的抓捏器，四肢伸展活动、抬腿、散步、做保健操等，提高生活自理能力，减轻关节功能障碍。

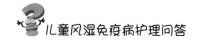

第 9 节　干燥综合征

Q：什么是干燥综合征？能治好吗？

干燥综合征（SS）是一种以侵犯唾液腺、泪腺等外分泌腺为主的慢性自身免疫性疾病，分原发性和继发性两类。多见于女性（90%）。除口、眼干燥外，极易累及其他器官，产生神经病变、肌肉病变、雷诺现象、间质性肺炎、胸膜炎、淋巴结炎、关节痛、肾脏病变等。

本病尚无根治方法，主要为对症治疗。治疗的目标是缓解患儿症状，延缓疾病进展，防止因长期口、眼干燥造成局部损伤，防治系统损害。

Q：干燥综合征眼部表现有哪些？需要去哪个科室就诊？

眼部表现：该病患儿因泪腺分泌功能下降，常常自觉两眼干涩，少泪或无泪，情绪激动时亦哭不出眼泪，眼部有异物摩擦感或烧灼感，眼睑沉重，眼前有幕状遮蔽。患儿畏光、眼痛，反复发作角膜炎、结膜炎。

干燥综合征应去风湿免疫科就诊，同时眼科及口腔科、皮肤科等多科室应协作完成诊治。

Q: 干燥综合征需要做哪些眼部检查？

（1）Schirmer Ⅰ 试验（＋）：该方法主要测量泪液分泌量。患儿下眼睑中外 1/3 交界处的结膜囊内放置一折叠好的滤纸条，轻轻闭合双眼，5 分钟后测量滤纸条被泪液浸湿的长度，结果 ＜ 5 mm/5 分钟提示干燥性角结膜炎。

（2）角膜染色（＋）：眼表染色达到一定的严重程度时可提示干燥综合征的诊断。

（3）泪膜破裂时间（＋）：嘱患儿不眨眼，观察测定其泪膜破碎的时间，阳性标准为泪膜破裂时间 ≤ 10 秒。

Q: 猖獗齿长什么样？如何早期发现及如何护理？

猖獗齿又称猛性龋、猖獗龋、放射性龋，是急性龋的一种，表现为牙齿逐渐变黑，继而小片脱落，最终留下残根，病变进展迅速。

（1）定期行牙科检查，早期发现猖獗齿先兆症状，及时做牙齿修补或镶牙，防止牙病加重。

（2）每天检查口腔黏膜，观察有无溃疡、真菌感染等。

（3）经常用液体湿润口腔，咀嚼无糖口香糖或无糖薄荷糖对刺激唾液腺分泌有一定的作用。

（4）重度龋齿的患儿应加强口腔清洁，可使用朵贝氏液漱口；每日早晚刷牙，注意刷牙时用软毛刷，动作要轻柔。

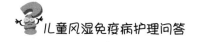

Q：患儿出现关节痛应如何护理？

（1）有少部分患儿会出现关节肿胀、疼痛的症状，主要是免疫系统侵犯关节的滑膜所致。干燥综合征患儿一旦出现关节肿痛，往往提示病情正在活动期。建议及时前往医院的风湿免疫科就诊，查明病因后进行治疗。

（2）关节病变的主要特点为关节肿胀，且其疼痛程度与肿胀相关，肿胀明显时，疼痛会加剧。并且干燥综合征所引起的关节疼痛属于自限性关节疼痛，多发生于负重或活动较多的关节，如膝、髋、手、足等部位，表现为局部的关节疼痛，一般在活动之后关节疼痛症状会加重，而在休息时会好转。

（3）当患儿出现干燥综合征伴有关节疼痛时，建议注意防寒保暖，保护关节，避免着凉，以免疼痛症状加重。

（4）建议患儿注意营养均衡，可适当摄入牛奶、鸡蛋等食物，应注意避免摄入过于辛辣刺激的食物，如辣椒、大蒜、生姜等。

（5）患儿可遵医嘱服用布洛芬缓释胶囊、吲哚美辛片、塞来昔布胶囊等药物缓解疼痛的症状。

（6）运动：在关节疼痛急性期宜卧床静养，保持关节功能位，在缓解期可适当进行功能锻炼，防止关节功能丧失，但要注意劳逸适度。

（7）物理治疗：红外线治疗、中药热敷等可改善局部血液循环，对于缓解症状、改善病情有一定的帮助。

Q：患儿如何居家护理？

（1）环境要求：保持居住环境的安静整洁，温湿度适宜，温度 18 ~ 20 ℃，湿度 50% ~ 60%。

（2）防晒：在外出进行户外活动时，要注意防晒，可穿长袖衣裤、戴手套、帽子或者涂抹防晒霜等，以免造成光过敏的现象。

（3）饮食：应进食清淡、易消化的食物，如米粥、汤面等，避免吃辛辣或者油炸的食品，如姜、蒜、麻花等；多数患儿有口干现象，还会出现口腔黏膜、牙齿和舌头发黏等症状，平时应多吃水分较多或能促进唾液分泌的食物，比如话梅、西瓜、雪梨、香梨等。

（4）眼干时正确使用人工泪液：清洁双手后，头向上仰，眼睛向上看，然后一手扒开下眼睑，一手滴入人工泪液，闭眼转动眼球，使人工泪液均匀分布于眼睛内。

（5）对于口干的局部处理：可通过咀嚼口香糖促进唾液的分泌，或者是应用人工唾液缓解口干；此外，还可以使用漱口液来避免口腔感染。

（6）皮肤干燥时，可以应用保湿霜使皮肤保持湿润，也可以应用空气加湿器使空气保持湿润，有助于缓解皮肤干燥。洗澡不要过于频繁，每周 2 ~ 3 次为宜。

（7）尽量少去公共场所，尤其是流感季节；如必须要去公共场所可以戴口罩，适时增减衣物，适量锻炼增强体质，预防感冒发生；卧室要定时通风。

（8）病变累及鼻、气管、肺等可引起咽干、慢性咳嗽、肺纤维化。可行雾化吸入，多做扩胸运动，学会正确咳嗽的方法，预防肺部感染。

Q：皮肤为什么会出现"苔藓化"？日常生活中如何护理？

干燥综合征患儿皮肤干燥，严重者常伴瘙痒，并因搔抓导致外伤，由于反复搔抓刺激，局部组织肥厚，色素沉着而出现苔藓化。

洗澡时应将水温调至 32 ~ 37 ℃，水温不能过高，禁用碱性肥皂，选用中性肥皂。患儿在洗澡后采用轻轻擦拭的方法将身体擦干，但仍要保持皮肤有一定的湿度，立即给予温和润肤剂涂抹锁住水分。

Q：干燥综合征会导致哪些肾脏损害？

（1）肾小管间质性损害：通常表现为轻度的血肌酐升高，以及肾小管功能异常，包括范可尼（Fanconi）综合征、远端型肾小管酸中毒、肾性尿崩症和低钾血症等。

（2）肾小球病变：远较肾小管间质病变少见，其中以膜性肾病及膜增生性肾小球肾炎最为常见。

（3）坏死性血管炎：小血管及中等血管中性粒细胞及单核细胞浸润。

（4）肾功能损害：在干燥综合征肾脏病变中可出现进行性肾小球硬化和慢性肾功能不全。

（5）尿路感染：可能与其黏膜及局部免疫屏障受损相关。

Q：患儿唇腺活检前后该如何护理？

（1）唇腺活检术即唇腺的活组织检查术，是在局部麻醉下手术切取部分唇腺小叶活组织进行显微镜分析的病理检查。唇腺活检是确诊干燥综合征的一种有效措施，体征是特异性的，具有疾病诊断意义。

（2）活检前应先完善各项术前检查：如血常规（五分类）、凝血四项、血小板计数、输血前八项、心电图等检查。

（3）术前30分钟应充分刷牙漱口。

（4）术后30分钟内适度压迫止血、少言。30分钟后口唇肿胀可用生理盐水漱口。

（5）术后2小时进食流食，避免喝热开水或进食过烫、过硬的食物，不可吃辛辣刺激性食物。

（6）术后患儿有不同程度的疼痛、肿胀、渗血、感觉异常，疼痛较为突出，用冰袋局部冷敷。

（7）做好口腔护理，当天禁止刷牙。三餐前后及睡前漱口保持口腔清洁。

（8）无须换药，术后5～6天复诊并拆线（家属与活检医生沟通好拆线时间）。

Q：患儿怎样做好口腔护理？

（1）每次进餐后，用清水漱口，及时清除口腔内食物残渣，保持口腔内清洁，每日检查口腔黏膜，观察有无溃疡、真菌感染等，早晚至少刷牙2次，选用软毛牙刷为宜。

（2）每日做鼓腮状，同时用手轻轻叩击同侧腮腺部位数次，或按摩腮部和下颌部以刺激腮腺分泌。

（3）定期行牙科检查，早期发现猖獗齿先兆症状，及时做牙齿修补或镶牙，以免延误最佳治疗时机，防止牙病加重。

（4）可采取少量多次饮水的方法来缓解口腔干燥症状，或用无糖柠檬水、无蔗糖口香糖、无糖糖果和酸性食物刺激唾液分泌。

（5）已发生口腔溃疡时，遵照医嘱服药，积极治疗口腔溃疡，如口服维生素 B_2、贴口腔溃疡膜等。可先用生理盐水棉球擦洗局部，用益口液漱口，避免使用甲紫（龙胆紫），以免加重口腔干燥症状。对口腔继发感染者，可采用 5% 碳酸氢钠液（漱口）、制霉菌素等治疗常见的念珠菌感染。

Q：患儿眼干应该如何护理？

患儿因泪腺分泌减少，可导致眼部异物感、烧灼感、分泌物增多，针对这样的症状，有以下措施。

（1）指导患儿注意用眼卫生，勿用手揉搓眼睛而造成眼部感染，坚持用生理盐水冲洗眼睛，睡前涂眼药膏，外出注意防晒，可戴墨镜，避免日光直射，也可通过改善周围环境，缓解眼干症状。

（2）不在强光下阅读书籍，减少眼部疲劳，有异物感时，不用不清洁的手或手帕揉擦眼睛，可用无菌棉签擦拭眼内眦。

（3）使用人工泪液进行治疗，增加眼部的湿润度，避免因眼部干燥而发生感染。但是，不能应用可的松眼膏，它可能会导致角膜溃疡穿孔，发生眼炎时要遵照医嘱选择眼用消炎药，按时用药。

（4）在日常生活中少看电脑、电视、手机等电子产品，少戴隐形眼镜，减少其对眼部的损害。每日用湿软毛巾轻轻湿敷眼部2次，每次半小时。干燥性角膜炎的患儿睡眠前应涂抹眼药，以保护角膜。

Q：患儿鼻腔干燥怎么办？

鼻腔干燥也是干燥综合征常常伴随的症状。对鼻腔干燥者，用生理盐水滴鼻，保持鼻腔湿润，但禁用油性润滑剂，以免引起类脂性肺炎。当鼻腔干燥不适时，禁止用手指抠鼻，避免损伤毛细血管从而引起鼻腔出血。

Q：患儿进食时有什么注意事项？

干燥综合征患儿因消化道腺体分泌减少，会使患儿感到口干、吞咽困难，所以在进食时应注意以下几点。

（1）在进食时可多食一些含汤汁的食物，饮食多吃甘凉滋润、生津润燥的食物，如山药、雪梨、木耳、大枣。

（2）忌食肥甘厚腻及辛辣食品，以免加重口腔的不适感。

（3）适当吃一些话梅等酸性类的小食品，可以反射性地增加唾液的分泌，减少口干的症状。

（4）禁忌饮酒，酒性辛热，容易耗损唾液。

（5）多饮水，每天饮水量在2000 mL以上，多饮水不仅可以缓解口干等不适，还可以保持口腔清洁和避免尿路感染，防止大便秘结。

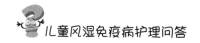

第 10 节　川崎病

Q：什么是川崎病？

川崎病（KD）又称皮肤黏膜淋巴结综合征（MCLS），是一种急性发热出疹性小儿疾病，会使患儿全身中、小动脉产生炎性病变。患儿可出现反复高热、皮疹或卡瘢红肿、双侧球结膜充血、口唇潮红、杨梅舌、手足硬肿、颈部非化脓性淋巴结肿大等表现。

川崎病发病具有明显的年龄特征，主要发生于 5 岁以下儿童，约占 80% 以上，10 岁以上发病者较少见，发病年龄中位数为 1.7 ~ 2.5 岁，男孩多于女孩，男女比例约 1.7：1，且有一定的复发可能，复发率为 1% ~ 3%。

Q：得了川崎病都有些什么症状？

（1）发热：热型多为弛张热或稽留热，体温可达 39 ~ 40 ℃，抗生素治疗无效。

（2）皮肤表现：多为弥漫性充血性斑丘疹、猩红热样和多形性红斑样皮疹，常在发热后 5 天内出现。皮疹通常广泛分布，主要累及躯干和四肢，腹股沟处皮疹较重、早期脱皮、肛周潮红、脱皮是川崎病的特点。

（3）部分婴儿出现卡介苗接种处红肿。

（4）球结膜充血：表现为双侧球结膜非渗出性充血，一般不会累及边缘和虹膜周围的无血管区。

（5）唇和口腔改变：可见口唇潮红、干燥、皲裂或出血，以及杨梅舌、口腔黏膜弥漫性充血。

（6）手足改变：急性期出现手掌、足底潮红和硬性水肿，有时伴有疼痛，恢复期手指和脚趾出现从甲周开始的脱皮（膜状脱皮），并可能延伸到手掌和脚底。

（7）颈淋巴结肿大：单侧或双侧，坚硬伴触痛。

Q：川崎病常见的实验室异常指标有哪些？

（1）血常规示白细胞计数升高，以中性粒细胞为主；血红蛋白降低；血小板计数增多通常在病程第2周出现，第3周达高峰，4～6周恢复正常；少数患儿可出现血小板计数降低，多提示病情严重。

（2）尿常规示白细胞增多，但尿培养阴性。

（3）C反应蛋白和血清淀粉样蛋白A（SAA）升高，红细胞沉降率增快。

（4）血生化示转氨酶升高，总胆红素升高，肌酸激酶及其同工酶升高，白蛋白和血钠降低。

（5）降钙素原轻中度升高，血清铁蛋白、血浆二聚体升高。

Q：川崎病患儿为什么要做超声心动图？需要怎么配合？

川崎病常见且最严重的并发症是冠状动脉病变，医生可通过超声心动图了解心脏状况，查看是否发生冠状动脉病变及心内膜、心肌、心包受累情况。

在超声心动图检查过程中，需要检查者处于安静状态，以免影响检查结果。因此，对于年幼或不配合检查的患儿，需要将其哄睡，完全进入深度睡眠状态时进行检查，如果其睡眠较浅，可根据医嘱使用镇静剂增加睡眠深度。镇静前减少患儿睡眠以达到镇静效果，评估患儿的食物或液体摄入情况；镇静后严密观察生命体征及意识状态，保持呼吸道通畅，加强安全意外的防范，同时对镇静水平进行评估。

Q：得了川崎病饮食上需要注意些什么？

川崎病患儿早期因反复发热，会消耗患儿体能，发热、口腔黏膜充血、糜烂等会影响患儿食欲。

婴儿提倡母乳喂养。

儿童建议给予高蛋白（牛奶、鸡蛋羹）、高维生素（水果、蔬菜）、易消化（云吞、肉汤）等清淡的流食或半流食；避免摄入过硬、辛辣等刺激食物；喂养时少量多餐，避免过饱；饮食不宜过热，宜控制在 38 ~ 40 ℃；鼓励多饮水；每次进食后应漱口。

喂养困难者可给予吸管或滴管喂养，滴管喂养时应沿小儿舌根慢慢滴入，每次的量要少，速度一定要缓慢，以免发生呛咳。对于摄入不足的患儿可根据医嘱进行静脉营养。

Q：孩子嘴唇和手指的痂皮可不可以撕掉？

脱皮多发生于起病 2 周后，对于嘴唇和手指上半脱的痂皮，可用干净的剪刀剪除，防止撕脱造成出血和继发感染。

口唇皲裂多在沿着唇纹的方向，用力哭闹或张嘴时会出现反复的出血，建议使用维生素 AD 滴剂或维生素 D 滴剂、儿童润唇膏等润唇，维生素 AD 滴剂或维生素 D 滴剂不能过量使用，在唇部用药仍可致药物进入体内，过量用药可造成脂溶性维生素蓄积，从而引发不良后果。

在病程的第 1 ~ 2 个月，指甲上可出现深的横槽（Beau's 线）或脱甲现象。手指和脚趾的脱皮从甲周开始，呈膜状脱皮，并可能延伸到手掌和脚底，儿童最易去撕扯，此时应注意避免撕扯，防止继发感染。

Q：孩子身上的皮疹和臀部潮红应如何护理？

皮疹在发热时或发热后出现，表现多种多样，常见为斑丘疹、多形性红斑或猩红热样皮疹，肛周皮肤潮红、脱皮。当患儿出现皮疹或臀部潮红时：①应保持皮肤清洁干燥，衣被质地柔软清洁，每日清洁皮肤，避免使用刺激性沐浴露，便后温水清洁臀部并保持干燥，过程中动作轻柔，勿大力损伤臀部皮肤，保持床单位清洁、平整、干燥；②修剪患儿的指甲，避免患儿抓挠皮肤，在脱皮期对半脱的痂皮用干净剪刀剪除，切忌强行撕脱，避免撕扯。

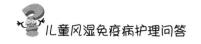

Q：患儿眼结膜充血、口咽部黏膜充血该怎么办？

眼结膜充血时应做好眼部护理，避免强光刺激，可每日给予生理盐水冲洗 1 ~ 2 次，有分泌物时避免暴力撑开结膜造成黏膜破损，冲洗后可给予眼膏外涂，以保持眼部的清洁。

口咽部黏膜充血时应每日做好口腔护理，保持口腔清洁，操作前不可暴力撑开嘴唇，每次进食后均应漱口，清除口腔内食物残渣，刷牙时使用软毛牙刷，避免进食油炸、带刺或含有骨头、质硬的食物，以免造成口腔黏膜机械性损伤。

Q：川崎病并发冠状动脉病变居家如何护理？多久复查？

川崎病并发冠状动脉病变者，应避免情绪激动，避免剧烈哭吵，避免暴饮暴食，避免剧烈运动，根据天气变化及时增减衣物，预防感染。

川崎病患儿居家期间：①应遵医嘱用药，避免不规律用药导致冠状动脉血栓形成，甚至狭窄等；②定期随访，因为有些冠状动脉瘤是随时变化的，一定要按照医嘱定期复查，调整治疗方案；③避免外伤，川崎病冠状动脉病变患儿会服用抗凝药物，一定要避免外伤，以防受伤后流血不止，同时用药期间也应观察皮肤黏膜有无出血点。

无冠状动脉病变者于出院后第 1、第 3、第 6 个月及 1 ~ 2 年进行全面检查；有冠状动脉病变者，更应长期密切随访，每 6 ~ 12 个月 1 次。

Q：川崎病患儿烦躁、爱闹应如何护理？

川崎病患儿由于全身血管炎症反应，常常有烦躁的症状，这是一种高炎症反应，常表现为易激惹、哭闹、躁动、拒食、紧张、焦虑、坐卧不安、易发脾气等。

护理上除积极给予原发疾病的治疗外，尽量满足患儿的需求，提供最亲近家属的陪伴、怀抱、安抚，婴儿可使用安抚奶嘴，提供患儿喜爱的食物、玩具，也可以让其观看儿童动画片等来分散注意力。

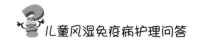

第 11 节　结节性多动脉炎

Q：什么是结节性多动脉炎？

结节性多动脉炎（PAN）是主要累及中、小动脉的坏死性血管炎，好发于血管的分叉处，导致血栓形成、微动脉瘤、动脉瘤破裂出血及器官梗死。约 1/3 的患者与乙型肝炎病毒感染有关。全身各组织器官均可受累，以皮肤、关节、外周神经受累最常见。病理改变急性期表现为血管壁纤维蛋白样坏死，炎性细胞浸润和管腔内血栓形成，慢性期表现为血管壁纤维性增生。幼儿发病较少，发病高峰年龄为 9 ~ 11 岁。

Q：结节性多动脉炎检验 / 检查常见异常有哪些？

（1）实验室检查：可有贫血、白细胞增高、血小板增高、红细胞沉降率增快、C 反应蛋白增高。尿检可有尿蛋白，偶见红细胞和管型。肾功能可异常，表现为尿素氮增高。免疫复合物增高，部分患儿可测出乙型肝炎表面抗原。

（2）血管造影：可见肝、肾、脑、肠系膜动脉及冠状动脉呈瘤样扩张或血管闭塞。

（3）皮肤、结节、肾脏活检：具有诊断意义，活检组织可见到不同阶段的坏死性血管炎改变，血管壁通常伴有炎症细胞浸润。

Q：得了结节性多动脉炎都有些什么症状？

（1）全身症状：发热、疲劳、乏力、体重减轻、肌肉疼痛、全身不适、多汗、肢端疼痛、腹痛、关节痛等。

（2）皮肤表现：高出皮肤的紫癜、网状青斑、溃疡、水肿和沿着动脉走行的有触痛的皮下小结节。

（3）肾脏受累：表现为高血压、血尿和蛋白尿，还可并发肾梗死、肾动脉瘤、肾衰竭。

（4）骨骼肌肉：多发性肌痛、关节痛、非对称的非破坏性的关节炎。

（5）神经系统：周围神经受累多见，可出现麻木、感觉异常、疼痛或运动障碍、抽搐、意识障碍、脑血管意外。

（6）消化系统：表现为腹痛、消化道出血、胃肠道溃疡。肝脏动脉受累时出现黄疸、转氨酶升高，胰腺动脉受累时可表现为急性胰腺炎的相关症状。

（7）心血管系统：表现为心肌肥大、心脏增大、心包炎和心律失常等。

（8）其他症状：男性睾丸受累，表现为睾丸疼痛，女性卵巢亦可受累；视网膜血管炎及视网膜出血，可致失明；鼻及中耳偶有典型肉芽肿病变。

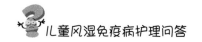
第 12 节 多发性大动脉炎

Q：什么是多发性大动脉炎？

多发性大动脉炎（TA）是一种病因不明的慢性反复发作性系统性血管炎，是主要累及主动脉及其主要分支的慢性系统性血管炎，受累血管出现狭窄、闭塞，也可出现扩张或形成动脉瘤。本病病因未明，缺乏特异性临床表现，发热、高血压及急性期反应物升高可为早期预警表现。本病是儿童时期最常见的大血管炎，各年龄段均可发病，高峰集中于 10 岁左右，男女比例约 1：2。

Q：得了多发性大动脉炎都有些什么症状？

（1）头痛、头晕：为大动脉炎患儿最常见的症状，当动脉系统尤其是颈动脉系统管腔狭窄、血供障碍时易出现。

（2）肢体血压差异：包括单侧或双侧血压测不出，应评估患儿的各肢体血压情况。

（3）视物模糊：大动脉炎患儿眼底受累主要表现为慢性缺血性眼底改变和高血压性眼底改变，头臂动脉型主要表现为眼缺血综合征。

（4）乏力：通常出现于长时间活动或劳动后，因此应避免过度活动及劳动，注意休息。

（5）活动后胸闷憋气：常见于有心脏损害时，以缓解心脏不适为主，及时吸氧，平卧时抬高床头。

Q：患儿居家时如何护理？

（1）注意患肢血液循环变化状况及有无疼痛、寒冷及感觉异常等，头晕伴黑蒙是头臂型多发性大动脉炎患儿的常见症状，在日常生活中应时刻给予陪护，不可让患儿单独活动，告知患儿出现头晕、黑蒙时应立即扶住身边的固定物体，或蹲下，或躺至安全区域，避免跌倒、摔伤等意外的发生。

（2）伴有继发性高血压的患儿应按时监测血压，遵医嘱用药。关注血压变化，测量血压时应保证四定（定时间、定部位、定体位、定血压计），如出现头晕、头痛、烦躁、眩晕、心悸、气急、恶心、呕吐、视物模糊等症状要及时就诊。

（3）孩子皮肤出现紫癜、网状青斑时，①应穿宽松棉质衣物，避免衣物过紧；②保持皮肤清洁干燥，每日温水清洁皮肤，可使用中性润肤露，避免接触刺激性物品；③修剪指甲，避免抓挠、摩擦、挤压，防止皮肤感染；④夏季避免穿短衣短裤，防止皮肤过多地暴露在紫外线中，冬季应注意保暖，避免寒冷刺激；⑤观察并记录皮肤发生紫癜、网状青斑的部位，有无消退或进行性加重，给予充分休息，避免剧烈运动及长时间行走；⑥多与患儿交流，解除患儿紧张焦虑的情绪，积极给予心理支持。

（4）孩子发热时是可以用物理降温的，孩子有畏寒、寒战时应给予保暖措施，此时应避免温水擦浴及酒精擦浴。物理降温的方法有饮水、温水擦浴、温水湿敷、退热贴、减少衣物包被、空调降低室温等。温水擦拭时间不可过长，20 ～ 30 分钟为宜，若反复擦拭，可间隔 1 小时再进行，颈部、腋窝、腹股沟、腘窝处可延长停留时间，以促进散热。物理降温的原则是以患儿舒适为主，若出现不适切不可强行进行，出汗后需及时更换衣物，避免再次受凉。

（5）多发性大动脉炎患儿不宜进行剧烈活动，以免血压突然升高而加重心脏负担，应开展适合自身活动的项目，如体操、散步、慢跑等。运动应根据患儿的体力、病情、心功能情况量力而行，适当锻炼可促进血液循环，提高机体抗病能力。

Q：什么是儿童高血压？儿童的正常血压值是多少？

儿童高血压是指各种原因引起收缩压和 / 或舒张压高于该年龄儿童正常值的病理状态。

婴儿平均收缩压计算公式为 68 ＋（月龄 ×2）mmHg，≥ 1 岁的儿童平均收缩压计算公式为 80 ＋（年龄 ×2）mmHg，舒张压均为收缩压的 2/3。

正常情况下，上下肢血压值是不一样的，上肢血压低于下肢血压，差异是 10 ～ 20 mmHg。

Q：如何正确监测四肢血压？

（1）情绪激动或活动后，血压会随之波动，因此，测量血压前半小时尽量减少活动，保持平稳的情绪，同时做到"四定"，即定部位、定体位、定血压计、定时间。

（2）上肢血压测量方法：取平卧位或坐位，袖带下缘距离肘窝 2 ~ 3 cm，袖带捆绑上臂的中点与心脏处于同一水平，保持袖带平整，松紧适宜，气带中心正好位于肱动脉的部位，坐位时取有靠背的椅子，双腿放松、落地，测量时不要活动或说话，听诊器置于肱动脉部位进行测量。

（3）下肢血压监测：取平卧位，踝部动脉血压的测量是将袖带缠于踝部，下缘距内踝 2 ~ 3 cm，听诊器置于足背动脉搏动处进行测量。

Q：患儿口服降压药期间如何进行居家护理？

（1）动脉炎患儿由于血管炎症和损害会引起高血压的表现，动脉炎相关高血压患儿常用的降压药物包括钙离子拮抗剂、血管紧张素转化酶抑制剂、血管紧张素受体拮抗剂、利尿剂、β 受体阻滞剂。这 5 类药物均可作为起始治疗及维持治疗药物。

（2）口服时间：降压药的剂型主要分短效作用、中效作用、长效作用。人体血压有"两峰一谷"的现象，两峰即上午 10 时和下午 4 时，一谷即午夜。因此对于大多数没有胃肠道刺激的长效降压药都建议在清晨空腹服用，对控制白天的血压峰值效果更好；中效作用降压药，一般一日两次，大多数空腹服用起效快；短效作用降压药，餐前服用吸收好，降压效果明显；对于血压不稳定或是在夜间出现高血压的患儿，需根据自身情况进行服药时间的调整。忘记服药，不要补服，更不要将两次药合在一起服用；服药期间要限制孩子饮用咖啡、浓茶及可乐类等可引起血压升高，甚至诱发不正常心律的饮料。

（3）注意事项：家属应学会测量血压的方法。每天固定的时间、固定的血压计、固定的部位、固定的体位（坐位或卧位）、同一条件（如睡醒后或睡觉前）测量，避免连续多次测量；做好血压记录，情绪激动或活动后，血压可能都会波动，所以测血压前半小时尽量减少活动，保持平稳的情绪。活动后，必须在安静环境中休息10～15分钟，再测量血压以保证测量结果相对准确。如出现血压过高或过低要及时就诊。

（4）日常生活中，注意调节孩子的饮食、运动、精神等各个方面。避免让孩子长时间处于学习繁忙、情绪波动、环境变迁、压力过大的环境中。

Q：患儿居家生活中应注意什么？

（1）衣：宜穿棉质、柔软、保暖性强的衣物，重点加强手指、脚趾、鼻部、耳朵等部位的保暖，气温低时避免接触冷水，洗澡时温度要适宜。

（2）食：给予低盐、低脂、低胆固醇饮食，限制动物脂肪、内脏、鱼子、软体动物、甲壳类食物的摄入，适量补充蛋白质，如鸡蛋、瘦肉、鱼虾等，多食蔬菜、水果，同时注意饮食卫生，不吃生冷、油腻、辛辣的刺激性食物。

（3）住：提供患儿适宜的居住环境温度，动脉炎患儿的末梢循环较差，环境温度对皮肤的血液循环有很大的影响，温度过低易引起血管痉挛，血管炎症加重，导致末梢肢体出现雷诺现象和血管炎性红斑丘疹及疼痛等。

（4）行：①动脉炎的患儿存在光敏感，紫外线照射皮肤后会使病情加重，因此无论是疾病活动期、缓解期还是静止期均应该做好防晒，如穿长衣长裤、戴宽边帽子、打遮阳伞、外涂中性防晒乳等，避免暴露在阳光、白炽灯及某些射线下，避免上午 10 时至下午 4 时在紫外线较强的时候外出。②在疾病缓解期，也就是疾病得到明显的控制、身体得到有效的恢复时，是可以返校上课的，同时也可以进行适当的体育锻炼，来提高机体免疫力，但是不要做剧烈的运动，可以进行散步、快走、慢跑、打太极拳或骑自行车等有氧运动。③保持乐观的心态，积极配合医生诊疗，树立战胜疾病的信心；学会自我调节，如多看书、听舒缓的音乐、多与他人交流、保持稳定的情绪。

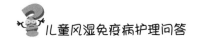

第 13 节　ANCA 相关性血管炎

Q：什么是 ANCA 相关性血管炎？

ANCA 相关性血管炎（AAV）是指与抗中性粒细胞胞质抗体（ANCA）密切相关的系统性小血管炎，主要包括肉芽肿性多血管炎、显微镜下多血管炎、嗜酸性肉芽肿性多血管炎。其主要特征是累及小动脉、微小动脉、微小静脉、毛细血管。其以血管壁免疫性炎症和纤维素样坏死为病理特征，病理变化主要是小血管坏死性血管炎，包括纤维性新月体、球性硬化、间质纤维化等。

目前 ANCA 相关性血管炎发病机制尚不十分明确，其与遗传、环境、药物、细胞因子、补体等多种因素相关。

Q：ANCA 相关性血管炎常见症状有哪些？

（1）全身症状：发热、乏力、纳差、体重下降等全身性不适感。

（2）皮肤症状：皮疹、紫癜、口腔溃疡、网状青斑等皮肤损害。

（3）肾脏症状：蛋白尿、血尿、水肿、高血压，严重时出现急性肾功能不全，由于肾脏和肺血管丰富，是 ANCA 相关性血管炎最易受累的器官。

（4）呼吸系统症状：咳嗽、咳痰、喘息，严重时可有咯血、呼吸困难。中晚期患儿出现肺间质纤维化，肺部多发结节、空洞形成。

（5）消化系统症状：恶心、呕吐、腹胀、腹痛或便血。

（6）关节症状：关节疼痛、关节肿胀等。

（7）神经系统症状：可能出现神经痛、肌无力、手指或脚趾麻木等。

Q：ANCA 相关性血管炎检验／检查常见异常有哪些？

（1）实验室检查：可有贫血，红细胞沉降率和 C 反应蛋白等炎性指标升高，抗中性粒细胞胞质抗体阳性，白细胞增多。

（2）影像学检查：胸部 CT 变化多样，包括肺纹理增多模糊、斑片影、结节影、间质性改变（蜂窝样改变、网格影）、胸膜改变（增厚、积液）、肺气肿改变、纵隔淋巴结肿大、肺不张、支气管扩张。

（3）肺功能测定：肺通气和换气均可出现异常。

Q：孩子出现咳嗽、咳痰，甚至咯血时怎么办？

ANCA 相关性血管炎常累及各个脏器，当累及肺部时轻者出现咳嗽、咳痰症状。此时可根据医嘱进行抗炎及雾化治疗，并观察咳嗽、咳痰的性质，监测血氧饱和度，痰液量多时可评估后进行吸痰。ANCA 相关性血管炎重者表现为肺出血、呼吸衰竭等，此时患儿可能出现咯血，需要密切观察病情变化，监测心率、呼吸，观察咯血的性质、颜色、量及有无全身出血点等；咯血量多

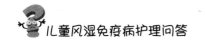

时头偏向一侧，保持呼吸道通畅，同时给予氧疗，备好急救物品、药品。

Q：患儿进行氧疗时需要注意些什么？

（1）氧疗时首先要保持吸氧管及呼吸道的通畅，避免擅自停用氧气和调节氧流量；长时间吸氧时应充分湿化氧气，防止气道黏膜损伤，避免分泌物干结；给氧装置要严格消毒，定时更换，防止交叉感染；观察氧疗的效果及不良反应，避免发生吸氧相关并发症。

（2）做好"四防"，即防震、防火、防热、防油。

（3）患儿居家时出现咯血的处理：及时清除口腔积血，防止误吸，可以用淡盐水漱口或者擦拭口腔，可去除血腥味；观察出血性质、颜色、量；保持镇静，过度紧张和焦虑可能会加大出血量，保持房间空气新鲜，温湿度适中；同时拨打"120"急救电话及时就诊。

Q：什么是肾穿刺活检术？如何进行术前准备？

肾穿刺活检术（简称肾活检）是明确肾脏疾病病因、病理及指导治疗和判断预后的一种重要的检查方法，是在 B 超引导下，利用穿刺或外科手术的方法，从患儿的肾脏中获取少许的肾脏活体组织进行病理学检查。此种检查创伤小，安全性高，恢复快，是一项成熟的操作技术。术前准备如下。

（1）告知患儿及家属肾活检的目的，取得理解和配合，准备合适的腹带、盐袋。

（2）指导患儿在手术前1日练习床上解小便和趴床上憋气训练，即吸气—憋气—呼气训练。指导患儿进行床上大小便练习，防止术后因体位改变而导致排泄困难。

（3）保持大便通畅，局部麻醉患儿检查前可正常进食，多进素食，减少豆类、肉类、奶类等产气食物的摄入，术日可先进行大便的排泄，便秘者可遵医嘱进行通便。

（4）肾活检前遵医嘱停用抗凝药物：使用抗凝药物、抗血小板药物及活血化瘀药物（如阿司匹林、氯吡格雷、华法林、双嘧达莫等）者需提前3～7天停药，活检之后继续停药1周。

（5）术前1日为患儿洗澡，保持皮肤清洁。

Q：患儿肾活检穿刺术后如何护理？

全身麻醉手术后护理如下。

（1）心电监护4小时，监测血压每小时1次，共4次，面罩给氧4小时，绝对卧床休息24小时。全身麻醉者原则上禁食水4小时（局部麻醉者，不必禁食水）。

（2）观察患儿穿刺部位敷料有无渗血、渗液、肿胀、疼痛，患儿有无腰痛、腹痛，有无肉眼血尿，有无脸色苍白、大汗等表现。

（3）遵医嘱使用止血药（常规术后2天）；连续2日复查尿常规，观察血尿情况，直至血尿消失或血尿中的红细胞计数与术前基本相同。

（4）鼓励术后大量饮水（1500～2000 mL），以利尿，避免出血后形成血块梗阻尿道，肉眼血尿者予碱化尿液。

（5）观察腹带松紧情况，以可放入 1 ~ 2 指为宜，伤口有无渗血、肿胀、疼痛，术后常规伤口换药 1 ~ 2 次。患儿腰部以上可以活动，下肢可支起，不可坐起及下床，可以自由活动头部、上肢及下肢，指导患儿进行踝泵运动，促进血液循环，预防血栓。

（6）术后 24 小时复查泌尿系统彩超、血常规、尿常规，复查彩超后给予伤口敷料换药 1 次，无出血者 24 小时后可取出盐袋，72 小时无出血者可取下腹带，若患儿出现排尿困难可进行腹部热敷或按摩、听流水声等方法促进排尿，无效者可根据医嘱进行导尿。

（7）患儿出现头晕、心慌、面色苍白、大汗、剧烈腹痛、腰痛、口渴、血压下降、尿色加深等病情变化时应立即通知医生并进行紧急处理。

（8）术后 1 个月内禁止剧烈活动，如跑步、提重物等。

Q：患儿出现水肿时怎么办？

（1）穿宽松的棉质衣物，避免穿过紧衣服，卧床休息，抬高水肿肢体。

（2）注意监测尿量变化，准确记录 24 小时出入量，坚持量出为入原则。

（3）每日监测体重、腹围。

（4）使用利尿剂期间，需要监测有无电解质紊乱及脱水的症状。

（5）水肿时肌肤感受差，抵抗力弱，应避免受压、烫伤、擦伤和渗液后感染，长时间卧床者，应定时更换体位，进行局部按摩。

Q：患儿使用抗凝药物期间应观察些什么？

使用抗凝药物应严格遵守医嘱，期间观察有无出血倾向，包括大小便颜色、皮肤黏膜有无瘀点瘀斑、牙龈有无出血、鼻黏膜有无出血、有无创口渗血或血肿，女性患者应警惕月经量是否增多。避免抠鼻，刷牙时使用软毛牙刷，注意日常安全，尽量避免发生碰撞或跌倒。

Q：患儿在饮食上应注意什么？

可以给予低脂、高热量、低盐、低糖、清淡易消化的食物，以及富含高营养、高蛋白、高维生素、高钙的食物，如新鲜水果、蔬菜、鸡蛋、牛奶、瘦肉、淡水鱼、紫菜、木耳等。

避免进食粗纤维食物及生硬、辛辣、油腻等刺激性的食物，要尽量少吃海产品、香肠、火腿、泡菜、坚果、动物内脏。

肾功能不全时给予优质低蛋白、低磷饮食，出现高血压时给予低盐饮食。

Q：患儿居家时如何进行护理？

（1）患儿病情稳定居家时应注意防止撞伤、烫伤及冻伤，防跌倒、防坠床。

（2）注意服药安全，遵医嘱坚持按时、按量服药，定期复查。

（3）避免劳累及剧烈运动。

（4）保持皮肤清洁卫生，避免刺激并损伤皮肤，穿宽松、透气性好、棉质、柔软的衣服及鞋袜，注意防寒保暖，肢端皮温低且无皮损可泡温水。

（5）站立和坐姿每次不要超过半小时，防止下肢水肿，坚持适当活动。

（6）鼓励卧床者翻身及下床活动，促进血液循环，防止肌肉萎缩。有渗出或水肿者应抬高患肢。

（7）保持心情舒畅，养成规律的生活习惯。

第 14 节　白塞病

Q：什么是白塞病？

白塞病（BD）是一种累及多系统、多器官的全身性疾病，以口腔溃疡、眼部损害、生殖器溃疡三联征为特征，可累及关节、血管、消化道、神经等全身多个系统。本病在东亚、中东地中海地区发病率较高，故又称为"丝绸之路病"。女性患者多于男性，但男性患者血管、神经及眼部病变较女性多且重。

Q：白塞病患儿会有什么表现？

（1）口腔溃疡：常是首发症状，多出现在颊部、唇、舌、软腭和咽部，胃肠道也可波及。溃疡可以一个或多个同时出现；初起为红色小结，继而出现水疱或丘疹，48 小时后发展为溃疡；形状为圆形或不规则，溃疡中央基底部呈黄色，周围有边缘清晰的红晕；疼痛剧烈，以致进食困难；通常在 1 ~ 3 周自行愈合，愈合后很少残留瘢痕。

（2）生殖器溃疡：一般发生于口腔溃疡之后，发生率约为75%。病变处先出现红斑或丘疹，24 ~ 48 小时后形成脓疱，最终形成较深的溃疡。男孩表现为反复出现的龟头、阴茎、阴囊处溃疡，女孩则表现为外阴和腹股沟区溃疡，阴道和宫颈溃疡少

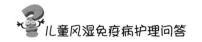

见。直径大于 1 cm 的溃疡愈合后有瘢痕形成。

（3）眼部病变：表现为视物模糊、视力减退、眼球充血、疼痛、畏光流泪、异物感、头痛等。葡萄膜炎常常是其显著性体征。眼部受累的致盲率可达 25%，因此一定要重视。

（4）皮肤表现：可表现为痤疮样皮损、丘疹－囊泡－脓疱疹、假性毛囊炎、血栓性浅静脉炎、坏疽性脓皮病型病变、多发性红斑样病变及紫癜样皮疹。结节性红斑样皮损和针刺试验阳性是特征性的皮肤体征。

（5）血管损害：可累及循环系统中所有大小的动静脉。1/3 的患儿可有静脉血栓形成。

（6）消化系统受累：可发生多发性溃疡、穿孔等，临床表现为腹痛、腹泻、体重减轻、恶心、呕吐、腹胀、消化道出血等。

（7）神经系统受累：头痛、头晕、意识障碍、精神异常、颈强直、癫痫、下肢无力、感觉障碍等。患儿可表现为站立不稳、手足发麻等。神经系统损害是本病死亡的主要原因。

（8）关节炎：多见于膝和踝关节，多为一过性，很少引起关节变形，通常表现为关节疼痛和肿胀，皮温升高，关节活动受限。

（9）肺部受累：咯血、呼吸困难。

（10）肾脏受累：可出现蛋白尿、泡沫尿、血尿。

Q：白塞病患儿出现口腔溃疡怎么办？

几乎所有白塞病患儿口腔黏膜都可出现疼痛性溃疡，给饮食、说话等日常生活造成痛苦。因此白塞病患者要做到以下几点。

（1）在口腔发生溃疡时，观察黏膜损伤情况，溃疡大小、部位、数量、深度、表面有无附着物、有无疼痛，可用清水漱口以清热解毒，同时涂抹一些治疗溃疡的药物，每日数次，以利于溃疡愈合。

（2）饮食清淡易消化，富含高热量、高蛋白，多吃新鲜蔬菜及水果。不宜进食过硬、温度过高或刺激性的食物。

（3）保持口腔清洁卫生，每次饭后要及时刷牙漱口，以免食物残渣存留而致细菌滋生，有条件者每日使用盐水漱口，软毛牙刷刷牙。

（4）必要时使用促进溃疡面愈合的药物，如重组人表皮生长因子喷雾剂。

（5）保持良好的心情，避免熬夜，增强体质。

Q：白塞病患儿会阴怎么护理？

（1）每天使用温水淋洗患处，保持局部的清洁，男性外翻清洁包皮，保持局部清洁干燥。选择宽松、优质纯棉、柔软的内裤。

（2）使用1∶5000高锰酸钾坐浴，将表皮生长因子喷雾喷在溃疡面，能加速创面愈合。不要长时间骑车或步行。

（3）必要时遵医嘱使用激素药物促进愈合。

Q：白塞病患儿眼睛怎么护理？

（1）观察患儿有无视物模糊、视力减退，眼结膜是否充血，有无分泌物，分泌物的颜色、性质、量。

（2）重视眼部清洁，勿用手揉眼睛，避免感染，毛巾专用。

（3）注意保护眼睛，避免长时间看电子产品，注意休息，外

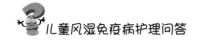

出时戴太阳帽、墨镜。

（4）遵医嘱外用眼膏、眼药水治疗眼部病变，定期复查，防止失明。

Q：白塞病患儿有消化道症状如何护理？

（1）评估有无胃肠道反应，观察有无腹痛、腹胀、便秘、黑便等胃肠道症状。

（2）出血期间严格禁食。出血停止48小时后给予营养丰富、易消化的流质饮食，少量多次，避免进食粗糙、刺激性食物。

（3）加强巡视，呕血时头向一侧，保持呼吸道通畅，呕吐结束后要及时漱口，观察患儿腹痛、呕吐及大便的性质、持续时间、量等，警惕有无胃肠穿孔的发生。

Q：白塞病患儿居家护理怎么做？

（1）个人和环境卫生：①应注意个人卫生，注意口腔、眼部、阴部清洁及卫生。②尤其要重视眼部清洁，注意保护眼睛，勿用手揉眼睛，避免感染，毛巾专用；避免长时间看电子产品，注意休息。外出时戴太阳帽、墨镜。③保持居住环境整洁，室内空气流通，保持适宜的室内温度和湿度。④到人群密集的地方建议佩戴口罩，尽量避免接触可能存在感染的人群。⑤保持外阴部清洁干燥，选择宽松、优质纯棉、柔软的内裤。⑥勤洗澡、勤换衣，避免穿着化纤类材质的衣服，以免刺激皮肤。

（2）生活维护：①合理安排作息时间，保证充足的睡眠，劳逸结合，养成良好的生活习惯。②戒烟戒酒，不仅有助于本病的治疗，还能规避其他疾病风险。③对于出现皮损的部位，应注意不要搔抓，以免擦破和出血而继发感染。④存在视力下降的患儿应注意自我防护、采用安全防护措施或安排家人陪同出行。⑤注意防寒保暖，寒冷常是病情急性加重和关节疼痛的诱因，尤其是在季节交替时，及时增减衣物十分重要。⑥适当参加体育锻炼，加强运动锻炼是预防白塞病最有效的方法之一，建议平时多参加户外运动和锻炼，以强健体质，从而有效减少白塞病的复发。

（3）饮食管理：①摄入含锌量高的蔬菜、水果，如香菇、黄蘑、木耳、紫菜、海带、香蕉、杏、柠檬、鲜枣、草莓、苹果等，锌可以维持肝脏的正常代谢功能，促进肝脏中各种免疫因子的正常产生，提高人体的免疫力，还可以保护视力、保持味觉平衡，并可以保证胃肠道的营养菌群处于正常状态。②应避免摄入辛辣、刺激性食物，如咖啡、浓茶、酒类、大蒜、辣椒等，这些饮品或食物有刺激炎症加重的作用，容易导致口腔溃疡复发，也容易与所服药物之间产生不良反应。

（4）心理护理：患儿应保持乐观积极的心态，抑郁、焦虑、紧张和恐惧情绪都可加重病情，积极乐观的情绪能增强机体免疫力，应当以客观的心态接受患病这一事实，树立长期与疾病抗争的信心，家属也应多关心患儿，多与之沟通，给予相应的心理支持。白塞病患儿经常会出现容易疲劳、乏力、肌肉关节疼痛等症状，但是在病情控制比较稳定的情况下，这些症状大多可以缓解，不会影响正常的生活。

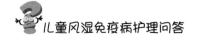

Q：什么是针刺反应？如何检查？

针刺反应又称皮肤非特异性过敏反应，是诊断白塞病及判断其活动性的一个指标。做这个试验有助于协助医生诊断白塞病，同时结合其他指标也可以判断疾病的活动性，为后续治疗提供依据。

检查方法：用 20 号无菌针头或更大针头在前臂屈曲面的中部刺入皮内 5 mm，然后退出，24 ~ 48 小时后观察针头刺入处的皮肤反应，针刺局部出现直径＞ 2 mm 的红丘疹或红丘疹伴有脓疱则视为阳性，应进行多部位穿刺判断。患儿接受静脉穿刺的检查或肌内注射的治疗时，也往往会出现针刺反应阳性。

第 15 节 渗出性多形红斑

Q：什么是渗出性多形红斑？

渗出性多形红斑（EME）又称多形性红斑，是一种免疫介导的急性、炎症性皮肤疾病，以皮肤、黏膜多样化损害为特征，有自限性，但易复发。典型的皮肤损害为靶型皮损，通常在24 ~ 48 小时急性发作，持续 1 ~ 2 周，大部分患儿可痊愈，不留有后遗症。

Q：什么是靶型皮损？

渗出性多形红斑病初多为圆形、固定的红斑状丘疹，可持续7 天或以上，之后部分皮疹进展为典型的靶型皮损。

典型的靶型皮损表现：中央区域为黯红色或紫色，周围区域为红色；一般直径不超过 3 cm；随时间延长，皮损中央区域可出现水疱或结痂；部分皮损表现为"三环"样，按颜色深浅分为3 个区域，即中央黯红色中间带白色、最外面红色，也被称为虹膜样皮损。

无论皮损表现为2个或3个区域，都不影响靶型皮损的诊断。

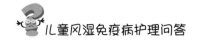

Q：渗出性多形红斑有什么表现？

渗出性多形红斑患儿通常表现为皮损伴口腔、眼部、生殖器黏膜病变表现，如糜烂或大疱。部分患儿只有皮损，极少数患儿仅有黏膜病变表现。部分患儿可有高热、畏寒、头痛、咽痛、疲乏、关节痛、咳嗽等前驱症状，但在轻型渗出性多形红斑患儿中少见；重型渗出性多形红斑患儿除皮损外，常伴有黏膜受累、发热、疲乏和关节肿痛或有肝肾、血液系统检验结果异常等全身性症状。

（1）皮肤表现：①"多形"用于描述皮疹的多样性，不同患儿的表现存在差异，同一患儿的表现也可能随病程而变化。②靶型皮损是本病的标志，但不一定所有患儿都有此表现。③皮损多发生在面部、颈部和四肢远端伸侧，口腔、眼等处黏膜较少受累。④大部分皮损在 24 小时内发生，呈红斑、斑丘疹、丘疹、水疱、大疱等多种形态。⑤皮损开始为界线清楚的红斑，逐渐向周围扩大，红斑中央可出现丘疹、水疱或大疱。⑥红斑中间的颜色变深，为紫癜样灰褐斑，周围为隆起的水肿苍白环，最外层有红色的晕环，最终形成典型的"靶形"皮损。⑦皮损可有瘙痒或轻度疼痛和灼热感。⑧皮损通常在 2 ～ 4 周消退，消退后留有暂时性色素沉着。

（2）黏膜表现：常见口腔、眼、生殖器黏膜受累，表现为弥漫分布的黏膜红斑、疼痛性糜烂或大疱。其中口腔受累最常见，高达 70% 的渗出性多形红斑患儿有口腔黏膜受累，常累及颊黏膜、唇黏膜、龈及舌黏膜。

Q：孩子为什么会得渗出性多形红斑？

渗出性多形红斑的具体病因目前尚不完全清楚，可能引发该病的相关因素如下。

（1）感染：如病毒感染、细菌感染、真菌感染、支原体感染等，其中单纯疱疹病毒感染是最常见的致病因素。

（2）药物过敏：①抗生素，最常见的是磺胺类药物，其他包括青霉素、四环素、阿莫西林和头孢噻肟等；②抗惊厥药，包括巴比妥类药物、卡马西平和苯妥英钠；③非甾体抗炎药，如对乙酰氨基酚、布洛芬；④抗结核药，如利福平、异烟肼。

（3）免疫异常等。

Q：得了渗出性多形红斑怎么治疗？

尽管渗出性多形红斑为一种自限性疾病，但是急性期建议及时就医评估是否需要住院。目前渗出性多形红斑治疗主要是针对病因进行处理，根据临床症状采取干预措施。治疗原则为对症治疗和预防继发感染，并保护创面，做好消毒隔离，预防感染扩散。

致病病原明确者应给予相应的抗感染治疗。

皮肤受累者，口服抗组胺药物减轻皮肤瘙痒和烧灼感；口腔黏膜受累者，给予局部止痛抗菌治疗；眼部黏膜受累者，及时转诊至眼科专科门诊，在眼科医生指导下正确使用眼药。

全身症状重或口腔黏膜损伤严重者，通过静脉补充营养和液体，保证液体量及热量的摄入。重症病例在应用抗生素控制感染的基础上应用皮质激素。

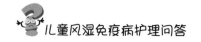

Q：患渗出性多形红斑的孩子，皮肤黏膜受损该如何护理？

1. 皮肤护理

（1）保持皮肤清洁，及时清除脱落的痂皮、皮屑。定时更换体位，避免皮损部位长时间受压；同时应尽量减少衣服和床品对皮肤的摩擦，患处皮肤应接触柔软、棉质、清洁的衣物及床品，每天更换，更换时注意动作轻柔，避免用手直接接触创面皮肤；污染的衣物和床品清洗后进行高压蒸汽灭菌或臭氧消毒。为减少被褥对皮肤的摩擦，可采用暴露疗法，将盖被架空覆盖，使盖被与床垫之间形成一个独立空间，患儿全身皮肤暴露于被支架内。

（2）较小的水疱可让其自行吸收，完整的大水疱请前往有条件的医疗机构进行处理，可局部消毒后在水疱底部用无菌注射器抽吸疱液，外涂抗生素软膏，防止感染。若表皮剥脱，可留在原处充当生物敷料。破溃、糜烂的皮肤创面，每日使用 0.9% 氯化钠溶液清洗分泌物后，可使用康复新液全身湿敷、喷重组人表皮生长因子外用溶液促进创面组织恢复。

2. 黏膜护理

（1）口腔护理：口唇黏膜皲裂者可涂抹维生素胶囊内的液体或润唇膏。血痂致张口困难时，为避免血痂伤口裂开加剧疼痛，可用 2% 利多卡因溶液浸湿的纱布湿敷 10 ~ 20 分钟，可起到镇痛、软化痂皮的作用，待痂皮软化后，用 0.9% 氯化钠溶液浸湿的棉签或棉球轻轻擦拭脱落的痂皮、清除口腔内的分泌物。注意脱痂时勿强行剥离，以免造成黏膜的二次损伤。保持口腔湿润、清洁，减少细菌繁殖，鼓励多饮水，晨起、睡前、进食前后用生理盐水或复方氯己定溶液漱口。口唇可用重组人表皮生长因子外用溶液或凝胶，促进愈合。

（2）会阴、尿道口护理：暴露会阴、尿道口皮肤，保持局部清洁，大、小便后及时使用0.9%氯化钠溶液清洗会阴、尿道口处皮肤，清洗后可外用湿润烧伤膏或重组人表皮生长因子外用溶液，保持湿润。女孩清洗和消毒时应特别注意将大、小阴唇的褶皱分开，避免阴唇粘连。鼓励患儿勤排尿以达到自然冲洗尿道、防止尿路感染的目的。

Q：患儿饮食方面该注意什么？

建议多食用高热量、高蛋白质、易消化的流质或半流质食物，禁食辛辣刺激食物、海鲜及油炸类、煎烤类食物，以免加重病情，影响恢复。对口腔黏膜受累严重、咀嚼、吞咽困难者，可以考虑静脉营养支持保证液体量及热量的摄入。

Q：患儿眼部受累，如何进行眼部护理？

渗出性多形红斑眼部受损主要表现为角膜炎和角膜溃疡，常产生大量分泌物，角膜上形成伪膜，会导致双眼被分泌物遮盖，睁眼困难，这种情况的护理要点如下。

（1）指导患儿勿用手揉眼睛，避免感染。

（2）畏光者，需调整居住环境光线，控制电子屏使用时间。

（3）立即至眼科诊治，尽量降低远期风险。有条件的医疗机构，可使用0.9%氯化钠溶液进行结膜囊冲洗，去除分泌物及伪膜。遵医嘱使用皮质类固醇和广谱抗生素的眼用制剂，一般每日使用 4 ~ 6 次，并指导患儿适当活动眼球，以防眼球粘连。

（4）值得注意的是，即使患儿无明显眼部受累，也建议使用不含防腐剂的人工泪液（如玻璃酸钠滴眼液）或软膏润滑眼睛。

Q：有什么办法可以帮助孩子减轻疼痛？

皮肤黏膜疼痛在渗出性多形红斑的患儿中常见，皮肤护理、口腔护理、眼部护理等操作也可能加剧疼痛。医生会根据疼痛严重程度给予不同级别的药物干预，除了药物干预外，家长可以采用辅助干预方法控制疼痛。

（1）采用有趣的游戏、阅读、音乐、轻松的电影等分散孩子的注意力。

（2）倾听孩子对疼痛的感受，对其表示理解，缓解孩子的压力。

（3）教会孩子一些放松技巧，如深呼吸。

（4）给孩子讲一些患儿战胜困难的故事，鼓励孩子，帮助他们树立战胜疾病的信心。

第 16 节　葡萄球菌烫伤样皮肤综合征

Q：什么是葡萄球菌烫伤样皮肤综合征？

葡萄球菌烫伤样皮肤综合征（SSSS）是由细菌毒素所致的急性皮肤病，多见于 5 岁以内的婴幼儿，由金黄色葡萄球菌释放的表皮剥脱毒素通过血液循环散播至皮肤，引起表皮剥脱，遗留红色糜烂面，类似烫伤。

葡萄球菌烫伤样皮肤综合征患儿通常需要入院接受静脉抗生素治疗和支持治疗，及时充分治疗的预后良好。大多数患儿在 2 ~ 3 周完全康复，不留有明显的瘢痕或其他长期后遗症。

Q：葡萄球菌烫伤样皮肤综合征有什么表现？

葡萄球菌烫伤样皮肤综合征表现为进行性红斑、表皮剥脱和全身症状（发热、易激惹、厌食等）。由于皮肤病变表现类似于烫伤，故用"烫伤样皮肤"命名。

（1）皮肤表现：病初为斑疹性红斑和皮肤疼痛。红斑最初以颈部、腋窝、腹股沟和臀裂等褶皱部位明显，通常在 48 小时内泛发全身。随病情进展，红斑区域出现松弛大疱，导致皮肤起皱；颈部、腋窝、肛周等易摩擦部位也可能出现浅表糜烂；可出现浅表皮肤的剥脱，导致大面积潮红、光亮的创面。手、足部位的皮肤剥脱可呈手套样及短袜样。口、鼻、眼周皮损呈厚痂屑、放射状皲裂。痂屑、裂隙和红斑明显时，常称为葡萄球菌烫伤样皮肤综合征"悲伤脸"。

（2）其余症状：可有皮肤疼痛、发热、易激惹、厌食、呕吐、腹泻等前驱、伴随症状。

Q：什么是尼氏征？尼氏征阳性有什么表现？

尼氏征即 Nikolsky 征，是一种常用的皮肤检查方法，阳性者有以下表现。

（1）牵扯破损的水疱壁，可将角质层剥离相当长一段距离，甚至包括看起来正常的皮肤。

（2）推压两个水疱中间外观正常的皮肤，角质层易被擦掉露出糜烂面。

（3）推压从未发生过皮疹的健康皮肤，角质层也可被剥离。

（4）手指加压在水疱上，疱内容物随表皮隆起而向周围扩散。

（5）患儿舌头舔及口腔黏膜，可使外观正常的黏膜表皮脱落。

Q：葡萄球菌烫伤样皮肤综合征怎么治？

该病通常都需要住院治疗 3 ～ 8 日，包括静脉抗生素治疗、支持治疗。

（1）抗生素治疗：应尽快静脉输注抗葡萄球菌抗生素，一般先使用青霉素类抗生素。后续根据培养和药敏试验结果调整抗生素用药。青霉素类抗生素过敏者，可使用克拉霉素或头孢呋辛钠。在患儿临床症状改善并能耐受口服后，静脉抗生素可改为口服抗生素。

（2）支持性治疗：葡萄球菌烫伤样皮肤综合征患儿皮肤大量失水，且因易激惹、乏力、口周疼痛而饮水减少，可通过静脉补液预防脱水。疼痛明显时，可使用布洛芬或对乙酰氨基酚缓解疼痛。

Q：患儿皮肤黏膜受损如何护理？

（1）皮肤护理：①患处皮肤接触的衣物及床品应柔软、棉质、清洁，每天更换，更换时注意动作轻柔，避免用手直接接触患处皮肤，污染的衣物和床品清洗后进行高压蒸汽灭菌或臭氧消毒。②剪短指甲，避免抓挠患处皮肤，对于自制力较弱的患儿可戴棉布手套。③可采用暴露疗法保持创面干燥、减少渗出，具体做法为将盖被架空覆盖，使盖被与床垫之间形成一个独立空间，使患儿皮肤基本不与盖被接触。④对伴有渗出的皮损创面，可采用水温为 37 ℃的 0.9% 氯化钠溶液清洗渗出物及痂皮，建议清洗顺序为面部、胸腹、四肢、后背、臀部、会阴部。

（2）口腔护理：①使用 0.9% 氯化钠溶液或 1% ~ 5% 碳酸氢钠溶液浸湿的棉签或棉球清洗口腔。②对于口周皲裂、张口困难者可在清洗口腔前、进食前涂抹维生素胶囊内的液体或润唇膏。③口唇可用重组人表皮生长因子外用溶液或凝胶，促进愈合。

（3）眼部护理：①指导患儿勿用手揉眼睛，避免感染。②可使用 0.9% 氯化钠溶液去除眼部分泌物或进行结膜囊冲洗。③遵医嘱使用皮质类固醇和广谱抗生素的眼用制剂，使用眼药时要评估患儿的配合程度，必要时 2 人协同处理，1 人固定患儿头部，

1 人给患儿用药，注意眼药保留时间，防止外溢和二次感染。

（4）会阴、尿道口护理：①暴露会阴、尿道口皮肤，保持局部清洁，大、小便后及时使用 0.9% 氯化钠溶液清洗会阴、尿道口处皮肤。②清洗后可用湿润烧伤膏或重组人表皮生长因子外用溶液保持湿润。③女孩清洗和消毒时应特别注意将大、小阴唇的褶皱分开，避免阴唇粘连。④鼓励患儿勤排尿以达到自然冲洗尿道、防止尿路感染的目的。

Q：喂养患儿时需要注意什么？

（1）鼓励患儿多饮水，以促进毒素的排泄。

（2）为保证能量供给，喂养以高蛋白、高热量、易消化的食物为主。口周疼痛惧怕进食的患儿可给予流质或半流质饮食，温度控制在 38 ~ 40 ℃，用吸管或滴管耐心喂养。

（3）每次进食后，建议用 0.9% 氯化钠溶液或氯己定漱口水漱口以防细菌滋生。

（4）若患儿因易激惹、乏力、口周疼痛而进食减少，可通过静脉补液进行一定的营养支持。

Q：患儿何时可以洗澡？

（1）葡萄球菌烫伤样皮肤综合征患儿需要保持皮肤清洁干燥，但是不建议发病后 48 小时内沐浴，以免加重不适。

（2）可沐浴后，每日 2 次温水或 1∶8000 高锰酸钾溶液盆浴，水温 38 ~ 40 ℃比较适宜。

（3）沐浴后轻轻拍干皮肤，不得擦干，以免造成皮肤二次损伤。

Q：孩子太小或无法交谈，如何知道他 / 她是否正遭受疼痛？

家长可以通过观察孩子肢体动作或面部表情来判断孩子是否经受疼痛。常见的疼痛表现有哭闹、畏缩、咬紧牙关、身体僵硬或前额紧皱。有时可能发出呻吟，但也有可能是因为呼吸变化而无意识发出来的，不一定是由于疼痛。

帮助孩子减轻疼痛的方法如下。

（1）用孩子感兴趣的事物分散孩子的注意力。

（2）倾听孩子对疼痛的感受，对其表示理解，缓解孩子的压力。

（3）教会孩子一些放松技巧，如深呼吸。

（4）给孩子讲一些患儿战胜困难的故事，鼓励孩子，帮助他们树立战胜疾病的信心。

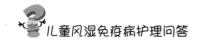

第 17 节　过敏性紫癜

Q：什么是过敏性紫癜？

过敏性紫癜（HSP）是儿童时期最常见的血管炎之一，其以非血小板减少性紫癜、关节炎或关节痛、腹痛、胃肠道出血及肾炎为主要临床表现。该病可发生于所有年龄段儿童，多见于4～7岁的学龄前儿童，男性多于女性，秋冬季节相对高发。

Q：过敏性紫癜有几种类型？

（1）皮肤型：以反复出现皮肤紫癜为主要特征，好发于臀部及四肢伸侧，尤其是双下肢和臀部。皮损对称分布，成批出现，容易反复发作。

（2）腹型：以阵发性剧烈腹痛为主，常位于脐周或下腹部，可伴有呕吐。疼痛不固定，呈持续性，内服胃药无效果。部分患儿可有黑便或者血便。

（3）关节型：患儿可出现膝、踝、肘、腕关节肿痛，活动受限，但一般不留后遗症。

（4）肾型：紫癜性肾炎是指在过敏性紫癜病程6个月内，出现血尿和（或）蛋白尿。部分患儿有肾功能下降，严重者可出现肾衰竭。

Q：患儿出现皮肤症状（皮疹、紫癜）应该怎么护理？

（1）观察皮疹的形态、颜色、数量、分布，是否反复出现，每日记录皮疹变化情况。

（2）剪短指甲，保持皮肤清洁干燥，用温水清洁皮疹部位皮肤，忌用碱性肥皂；避免擦伤、碰伤、抓伤，如有破损及时处理，防止出血和感染。

（3）患儿衣着应宽松、柔软，选用棉质、透气性较好的衣物，避免穿化纤类及含有毛类的衣服；新买的衣裤、鞋袜一律清洗后穿，以减少对皮肤的刺激。

Q：出现腹痛、便血如何观察、护理？

腹痛为过敏性紫癜常见并发症，常表现为脐周或下腹部腹痛，部分患儿有血便，若患儿腹痛剧烈，且长时间无法缓解，应暂禁食，立刻报告医生进行检查以免出现肠梗阻、肠套叠等。密切关注患儿大便颜色，若患儿出现血便或柏油样便，要立刻报告医生进行处理。

Q：患儿可以吃哪些食物？饮食上应该注意什么？

（1）急性期：有胃肠道出血症状者，应绝对禁食。待停止出血后方可给流质饮食，如米汤、豆浆、面粉糊、果汁、菜汁等，食物温度为温热，禁止食物过热和饮食过量。

（2）好转期：紫癜逐渐消退，皮肤不再出现新的出血点，腹痛、关节痛消失，大便隐血试验阴性，给予无渣半流质饮食，如烂面条、菜泥、果酱、稀饭和豆腐脑等。为保证患儿能摄取足够的营养，采用少食多餐的方式，逐渐加量、加品种，避免食用粗纤维和不易消化的食物，以免损伤肠黏膜引起出血。

（3）恢复期：患儿在病情恢复期间，可食用软饭，如馒头、面条、水饺和包子等，但仍需避免进食硬的食物。增加蔬菜的顺序推荐为青菜、菜花、黄瓜、土豆、西红柿、西葫芦（暂不增加韭菜和香菜），增加水果的顺序推荐为苹果、香蕉、梨、橘子等（两种水果交替添加）。

Q：过敏性紫癜最易累及哪个器官？如何观察监测？

过敏性紫癜易并发肾损害，30% ~ 60% 的患儿可有肾脏受损，表现为血尿、蛋白尿、管型尿等，少数伴有高血压和水肿，应定期监测尿常规，观察血压及水肿情况。

应注意观察患儿尿量、尿色的变化，皮肤有无水肿，遵医嘱定时留取尿标本及时送检，有肾脏受累的患儿应卧床休息，以减轻肾脏受累的程度。出院后 2 个月内每周复查尿常规，观察尿量、尿色变化。一般患儿肾损害较轻，大多数可完全康复，少数发展为慢性肾炎，还有一小部分会发展为慢性肾衰竭。

Q：过敏性紫癜能治愈吗？会复发吗？什么情况下需要就诊？

多数患儿预后良好，有关节及皮肤症状者病期较短，腹部症状明显者病程较长，如果并发肾炎，病程则更长，少数发展为肾衰竭者，预后不良。

如再次接触过敏原，可导致患儿本病复发。

当患儿出现皮疹，以下肢及臀部为主，压之不褪色，伴或不伴腹痛、关节疼痛、血尿等症状时，需及时至医院就诊。

Q：患儿日常生活中需要注意什么？

（1）衣：穿棉质已穿过的衣服，松紧度适中，避免过紧，避免穿新衣服及化纤类衣物。

（2）食：根据病情，无消化道症状者，结合既往过敏史，可食用米面类、绿叶无气味蔬菜类、白萝卜、苹果、梨等，水果注意适宜的温度；禁食豆制品、肉类、蛋类、含奶食品、海鲜、番茄、韭菜、菌类等。患儿需较长时间限制海鲜、辛辣刺激性食物、羊肉的摄入；但要警惕过分限制饮食，长期过分限制患儿饮食，可导致生长发育期患儿营养不良，而且可导致该病的过敏原很多，饮食只是其中一部分，过分限制不可取。

（3）住：保持居住环境干燥、通风、无气味；避免潮湿、有异味，避免养宠物、养室内养花草，避免烟味、化妆品气味、刺激性气味等；不使用香皂、沐浴露、护肤品等。

（4）行：急性期要卧床休息，尤其是伴关节痛、肌肉痛的患儿；症状缓解后可进行日常生活活动，避免活动时间过长及剧烈活动；不要长时间保持端坐位，避免局部受压等。

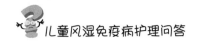

第 18 节　幼年强直性脊柱炎

Q：什么是幼年强直性脊柱炎？

幼年强直性脊柱炎（JAS）是指 16 岁以前起病的强直性脊柱炎，多以四肢关节炎为首发症状，表现为膝、髋、踝等关节肿痛、活动受限，可累及单侧或非对称性关节。脊柱及腰骶部等中轴关节的炎症在发病初期就存在，但数月或数年后才表现出来，为腰骶部或胸背部疼痛和压痛，脊柱活动受限，最后可能出现脊柱强直或固定，扩胸运动受限。本病通过治疗可以控制症状并延缓疾病进展。

Q：HLA-B27 阳性就是强直性脊柱炎吗？

不一定是。HLA-B27 是人类白细胞抗原 B27 的简称，HLA-B27 是一种遗传标志物，就像人的血型一样，具有遗传特性，一旦查出阳性，基因型不会改变。遗传因素在强直性脊柱炎的发病中起着重要作用，有研究证实了 HLA-B27 阳性与强直性脊柱炎之间存在的关联性。据调查，90% 的强直性脊柱炎患儿检测出 HLA-B27 阳性。但是，值得注意的是，HLA-B27 阳性的人群中，仅有 2%～10% 患强直性脊柱炎，还有部分人尽管 HLA-B27 阳性，但却不患病。换句话说，HLA-B27 阳性不能与强直性脊柱炎直接画等号,它仅仅能够为诊断强直性脊柱炎增添一个砝码,而不是决定性的;但是,HLA-B27 阴性也不能排除强直性脊柱炎的可能。

Q:强直性脊柱炎有什么临床表现?

儿童强直性脊柱炎与成人不同,病情初发时很少有中轴关节的症状,据报道,约 20% 的儿童强直性脊柱炎病初有腰骶部或骶髂关节的疼痛、僵硬或活动受限。

(1)关节病变表现:四肢关节炎常为首发症状,以下肢关节受累多见,包括膝、踝、跖趾、趾间、跗横关节及髋关节,表现为关节肿、痛和活动受限,晨僵是本病常见的早期和疾病活动的症状之一。在髌骨的下极、跖腱膜的跟骨附着点和跟腱的跟骨附着点,表现为肌腱和韧带附着点在触诊时有压痛,也会有跟骨后滑囊炎引起的跟腱疼痛及肿胀,或者跖腱膜炎导致的行走痛,骶髂关节病变症状为下腰部疼痛,疼痛可放射至臀部,甚至大腿。腰椎受累时可致腰部活动受限,向前弯腰时腰部平直。

(2)关节外表现:可出现前葡萄膜炎,特别是以眼痛、畏光或者结膜充血为特征的急性前葡萄膜炎症。

(3)胃肠道表现:出现胃肠道症状(如腹泻、腹痛)。

(4)全身症状:低热、乏力、食欲缺乏、消瘦和发育障碍;多种皮肤表现,如结节性红斑、坏疽性脓皮病、银屑病。

Q:得了强直性脊柱炎需要做什么检查?

(1)实验室检查:红细胞沉降率增快,C 反应蛋白升高,常见轻度贫血，类风湿因子阴性，血清人类白细胞抗原（HLA-B27）阳性。

（2）X 线检查：对强直性脊柱炎的诊断有极为重要的意义，骶髂关节炎的 X 线征象为本病的早期表现；脊柱 X 线早期仅表现为骨质疏松，以后出现骨质破坏，后期椎间盘间隙钙化、骨化，将相邻的椎体连合而呈竹节样改变。

（3）CT 检查：用于骶髂关节炎的早期诊断，CT 分辨率高，有利于发现骶髂关节轻微的变化。

（4）磁共振成像（MRI）检查：通过造影剂，显示出有炎症病变的骶髂关节间隙造影剂增强，以至于检查出关节附近局限性骨炎，从而发现很早期的骶髂关节炎。

Q：使用生物制剂对患儿的生长有影响吗？

（1）不影响生长。早期、合理使用生物制剂有助于快速减停糖皮质激素，利于儿童生长发育。

（2）应用生物制剂治疗慢性疾病是一个长期的过程，强调坚持，其具有良好的抗炎作用和阻止疾病进展的效力，并且能抑制骨破坏，维持关节功能，儿童总体耐受性好。

Q：患儿进行锻炼的原则是什么？

锻炼是治疗中不可或缺的一环，是治疗强直性脊柱炎的"良药"，可以提高心血管耐力，降低高血压，甚至增强对药物的反应；对于强直性脊柱炎患儿而言，运动有助于改善身体姿势、僵硬、疼痛，从而改善整体功能，可以防止症状加重，并有助于稳定情绪、缓解身体疲劳。强直性脊柱炎不同病情活跃期适合的运动如下。

（1）急性期：应注意卧床休息，不做运动，以减少发炎部位的活动，如果背部疼痛又需要站立行走时，可暂时使用护腰，并结合适当的药物治疗。如条件允许，可以根据自己的能力适当舒展身体、转动脖子及活动双手。

（2）亚急性期：强直性脊柱炎患儿疼痛开始减轻，可开始进行增加关节活动范围的运动与肌力锻炼的运动。收缩运动：慢慢屈曲与伸展关节，每个动作维持 10 ~ 20 秒，力度以不使疼痛增加为原则，也可做等长收缩式运动，慢慢收缩肌肉，在关节另一侧施以阻力，肌肉在收缩之后更能够放松，可改善僵硬。

（3）慢性期：患儿在进行关节活动范围与肌力锻炼运动的同时，还应开始做些增强心肺耐力的锻炼与休闲活动，如关节活动范围差，可以适度由他人辅助做关节活动，谨记要慢且不要引起疼痛。背肌收缩运动可增加肌耐力，但负荷量不可太大，原则上一次不宜超过 20 下。

Q：患儿可以做什么运动？

（1）伸展运动：睡醒后，仰卧在床上，双臂上伸过头，整个身体向手指、脚趾两个方向伸展，尽量拉伸自己。

（2）猫背运动：像猫一样跪在床上，脊柱从尾椎开始一节一节往上拱，尽量低头、拱背，然后再从尾椎开始一节一节往下塌背，仰头、抬臀。

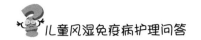

Q：患儿有哪些生活习惯禁忌？

（1）忌痛时吃药、不痛时不吃药：吃药一定要按时按量，如果不按时按量吃药，药物给身体造成的负面影响会更大。另外，强直性脊柱炎是一种慢性疾病，由无菌性炎症引起，吃药只是止痛，只要无菌性炎症在体内，即使疼痛缓解，强直性脊柱炎就有卷土重来的可能。所以，无论如何，患儿都不应该痛时吃药、不痛时不吃药。

（2）忌长时间弯腰干活：工作中从事体力活或者在家里做家务的时候需要注意方式、方法，有些明显可能加重病情的行为要避免，比如长时间弯腰干活、单手提重物、直接弯腰搬东西等都会对脊柱关节造成伤害。

（3）忌不当姿势、不运动：日常生活中坐姿、站姿、躺着的姿势不正确，都有可能给关节造成伤害。所以无论是休息、工作还是睡觉都需要注意用正确姿势。不当姿势这一点看似微不足道，却是加重病情的"主力军"，而且强直性脊柱炎患儿在日常生活中也容易忽视这一点，因此更需要注意，时刻保持正确姿势。无论病情处在什么阶段都需要积极锻炼，多运动。

（4）忌贪凉、不注意保暖：环境因素是诱发强直性脊柱炎的重要原因之一，当天气转凉时，血管收缩，血液流动变慢，炎症进一步堆积，就容易造成病情的复发。所以外出时，一定要避免关节受寒。入冬后要穿合适的衣服，重点保护颈椎、腰椎部位和足跟部位。

Q：怎样预防强直性脊柱炎驼背畸形的发生？

（1）有不适症状及时接受治疗，因为炎症长期攻击关节后产生的融合或变形，会造成不可逆的后果。

（2）保持良好的生活习惯，早睡不熬夜。

（3）保持标准的站姿、不久坐久站、不睡太软的床垫、不睡过高的枕头，保持正确的生理姿势。睡觉姿势主要以仰卧为主，尽量避免侧着睡觉。坐时，保持挺胸抬头，不要让脊柱前屈，且坐的时间不宜过长。不做过重的体力劳动，不长时间弯腰或蹲着，必要时可使用辅助器材来避免畸形。

（4）适当锻炼，如引体向上、牵引悬吊等，这些锻炼是通过自身重量来牵引脊柱，从而预防驼背畸形。

（5）强直性脊柱炎患儿应尽量适当补钙和晒太阳：补钙和晒太阳可以预防强直性脊柱炎患儿出现骨质疏松等并发症，降低驼背概率。

Q：日常生活中该如何保护关节？

（1）维持健康舒适的姿势：站立时尽量保持挺胸、收腹和双眼平视前方的姿势。坐位也应保持胸部直立。睡眠用硬板床，多取仰卧位，枕头要矮，一旦出现上胸或颈椎受累应停用枕头。避免长时间维持一个姿势不动，如躺在沙发上看电视或长时间上网等。

（2）注意保暖：注意衣着保暖，避免穿过于紧身的衣服，以防长期限制脊柱导致不能活动。寒冷潮湿的生活环境容易刺激病症的加重，环境应保持干燥。早晨起床关节僵硬时，可用热水湿敷来改善，热敷对于缓解局部疼痛也有部分疗效。

（3）养成规律的运动习惯：坚持进行适量的体育锻炼，以取得和维持脊柱关节的最好位置，增强椎旁肌肉的力量和增加肺活量，其重要性不亚于药物治疗。

Q：患儿的家庭护理应注意什么？

（1）饮食以高营养、高蛋白食物为主，如肉类和鱼类、牛奶等。

（2）不可自行随意停药，使用药物时注意观察其不良反应，使用生物制剂警惕感染的发生，如有不适，立即随诊。

（3）加强日常功能锻炼，锻炼与药物治疗同时应用，应及时谨慎且循序渐进地进行关节活动。

（4）注意保护关节。

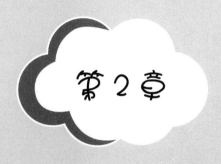

免疫性疾病的护理

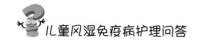

第1节 免疫缺陷病

Q：什么是原发性免疫缺陷病？

原发性免疫缺陷病（PID）是一类主要由单基因突变导致免疫细胞或免疫分子缺陷，出现免疫功能降低、缺如或免疫调节功能失衡的疾病。原发性免疫缺陷病的发生原因不明，可能与遗传、环境、感染和表观遗传等因素有关。

Q：得了原发性免疫缺陷病会有什么症状？

该病临床表现为机体抗感染免疫功能减低、易患肿瘤、自身免疫性疾病、过敏性疾病、炎症性疾病。

（1）反复和慢性感染：常见呼吸道感染、慢性腹泻、中耳炎、口腔溃疡、肛周脓肿等。

（2）肿瘤和自身免疫性疾病。

（3）其他：湿疹和出血倾向等。

Q：什么情况下需警惕孩子可能存在免疫缺陷？

Jeffrey Modell 基金会医学顾问委员会制定了10条警告信号，提示可能存在免疫缺陷的危险。

（1）1年内发生≥4次新的耳部感染。

（2）1 年内发生 ≥ 2 次严重的鼻窦感染。

（3）口服抗生素治疗 ≥ 2 个月，效果较差。

（4）1 年内发生 ≥ 2 次肺炎。

（5）婴儿体重不增或生长异常。

（6）反复的深部皮肤或器官脓肿。

（7）持续的鹅口疮或皮肤真菌感染。

（8）需要静脉用抗生素清除感染。

（9）发生 ≥ 2 次深部感染，包括败血症。

（10）有原发性免疫缺陷病家族史。

Q：如何治疗原发性免疫缺陷病？

原发性免疫缺陷病的治疗目标是纠正免疫功能缺陷，预防和控制感染，阻止或逆转并发症的发生。其治疗方法主要包括以下几种。

（1）免疫球蛋白替代治疗：适用于以抗体缺陷为主的患儿，通过定期注射或输注正常人源免疫球蛋白来提高患儿的抗体水平，预防细菌感染。

（2）干细胞移植：适用于 T/B 细胞联合免疫缺陷、其他已明确的免疫缺陷综合征和一些先天性吞噬细胞缺陷，通过移植相合或半相合的造血干细胞来重建患儿的免疫系统。

（3）基因治疗：适用于一些单基因遗传性原发性免疫缺陷病，通过基因添加和基因编辑技术修正患者的造血干细胞，再以自体移植的方式实现患者的免疫重建。

（4）免疫调节治疗：适用于一些免疫失调性疾病和自身炎症

反应性疾病，通过使用生物制剂或小分子药物来抑制过度活跃的免疫反应。

Q：家长应该怎么照顾原发性免疫缺陷病患儿？

（1）指导其养成良好的卫生习惯。饭前、便后用温和肥皂洗手。做好口腔护理，每天至少刷两次牙。

（2）指导其合理饮食，适当锻炼，健康均衡的饮食有助于预防感染。

（3）积极锻炼身体。

（4）确保睡眠充足，每天尽量定时就寝和起床。

（5）避免接触感染源，尽量远离生病的人或动物；避免使用公共交通工具或去人多拥挤的地方；避免接触生肉、生鱼、生蛋等可能含有细菌的食物；避免接触花粉、灰尘、霉菌等可能引起过敏的物质。

（6）按照医嘱服用抗生素或其他药物，预防或治疗感染。按照医嘱定期注射或输注免疫球蛋白，提高抗体水平。如果有其他特殊治疗，如干细胞移植、基因治疗等，也要严格遵守医嘱。

（7）密切观察病情变化。注意患儿的体温、呼吸、心跳、精神状态等指标，及时发现异常并报告医生。如果出现发热、咳嗽、呼吸困难、腹泻、皮疹、关节肿痛等症状，应立即就医。

（8）给予心理支持和鼓励。原发性免疫缺陷病患儿可能会因为反复感染和长期治疗而感到焦虑、沮丧、孤独或自卑。家长应该多和患儿沟通，倾听他们的想法和感受，给予他们理解和安慰，帮助他们建立自信和保持乐观的心态。

（9）寻求专业的帮助和资源。原发性免疫缺陷病是一种罕见而复杂的疾病，需要专业的医生和团队进行诊断和治疗。家长应该寻找有经验的免疫学专家，并与他们保持良好的合作关系。

Q：原发性免疫缺陷病患儿如何预防感染？

感染是原发性免疫缺陷病患儿最常见的并发症，也是导致患儿死亡的主要原因。因此，预防和治疗感染是原发性免疫缺陷病的治疗目标之一。以下是一些预防感染的方法。

（1）尽量远离生病的人或动物，特别是有发热、咳嗽、流鼻涕、腹泻等症状的人或动物。

（2）避免使用公共交通工具或去人多拥挤的地方，特别是在流感季节或传染病暴发的时候。

（3）避免接触生肉、生鱼、生蛋等可能含有细菌、寄生虫或病毒的食物。食物食用前要彻底清洗和加热。

（4）避免接触花粉、灰尘、霉菌等可能引起过敏或感染的物质。定期清洁家居环境，保持空气流通和干燥。

（5）按时服药或注射药物，按照医嘱服用抗生素或其他药物，预防或治疗感染。不要随意停药或换药，以免引起耐药性或不良反应。

（6）按照医嘱定期注射或输注免疫球蛋白，提高抗体水平，预防细菌感染。不要错过或延迟注射或输注的时间，以免影响效果。

（7）如果有其他特殊治疗，如干细胞移植、基因治疗等，也要严格遵守医嘱，按时进行相关的检查和治疗。

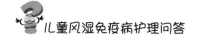

Q：什么是联合免疫缺陷病？

联合免疫缺陷病是一类罕见而严重的遗传性免疫系统疾病，通常指的是重症联合免疫缺陷，其特点是患儿的免疫系统无法正常工作，导致他们极易受到各种感染的侵袭，包括细菌、病毒、真菌等。

Q：联合免疫缺陷病患儿日常生活中要注意什么？

（1）注意环境卫生，尽量减少感染机会。譬如经常通风，保持室内空气流通，定期清洁消毒环境。

（2）少接触人群，避免到人员密集的公共场所。尤其是要远离有明显感冒症状的人。

（3）添加补充营养（应提前咨询医生），比如鱼油、维生素等，增强自身免疫力。

（4）采取更严格的手卫生措施，外出后要及时洗手。

（5）做好常规疫苗接种，但要避免使用活疫苗。

（6）有发热、咳嗽等症状时要及时就医，必要时进行抗生素治疗。

（7）定期复查，监测病情变化，调整治疗方案。

（8）培养良好的卫生习惯，增强自我保护意识。

Q：联合免疫缺陷病患儿日常饮食要注意什么？

（1）多饮清淡水，注意充分饮水。应使用煮沸的自来水和瓶装水，未经处理的水可能会被污染并导致隐孢子虫、诺如病毒、贾第鞭毛虫、弯曲杆菌或轮状病毒感染。

（2）应暂时停止母乳喂养，直到明确母亲是巨细胞病毒（CMV）血清阴性，可以考虑恢复母乳喂养。因为在重症联合免疫缺陷患儿中，CMV 感染可能导致危及生命的全身性感染，同时也是造血干细胞移植后死亡的主要风险因素之一。CMV 阳性母亲可通过分泌携带 CMV 病毒的乳汁，造成患儿感染。如乳母为 CMV 感染者（CMV IgM 阴性和 CMV IgG 阳性），也应避免母乳喂养。建议为患儿选择即食婴儿配方奶粉，以确保婴儿健康。

（3）多吃富含蛋白质的食物，如鱼、瘦肉、蛋、奶制品等，摄入充足的优质蛋白。

（4）适量食用谷物、蔬菜、水果等，补充维生素和膳食纤维。

（5）补充钙质，如奶制品、绿叶蔬菜等。

（6）适当添加白扁豆等食物，增强免疫力。

（7）增加干果种类，补充微量元素。

（8）少吃生冷、未熟烂的食物，以防感染。

（9）少吃油炸、高盐、过甜食品。

Q：免疫缺陷病患儿应如何安全有效地接种疫苗？

（1）疫苗是预防一些常见和严重传染病的有效手段。原发性免疫缺陷病患儿应该根据自己的免疫功能和医生的建议，选择合适的疫苗进行接种。

（2）一般来说，原发性免疫缺陷病患儿可以接种灭活或减毒的非活性疫苗，如百白破、流感疫苗等。但是，对于以抗体缺陷为主的患儿，由于其抗体反应能力低下，接种后可能需要监测血清抗体水平，并根据需要接种加强针。

（3）原发性免疫缺陷病患儿应该避免接种含有活病毒或活细菌的活性疫苗，如脊髓灰质炎疫苗、麻风风疹疫苗、卡介苗等。这些活性疫苗可能会在原发性免疫缺陷病患儿体内引起严重的感染反应。

（4）原发性免疫缺陷病患儿在接种任何疫苗之前，都应该咨询医生，并在接种后密切观察是否有不良反应。如果出现发热、皮疹、呼吸困难等严重反应，应立即就医。

Q：免疫缺陷病患儿接受人免疫球蛋白后是否可以接种疫苗？

原发性免疫缺陷病儿童接受静脉注射免疫球蛋白治疗后是否可以接种疫苗，主要与输注人免疫球蛋白的剂量和药物半衰期有关。接受人免疫球蛋白治疗的儿童可接种除含麻疹成分疫苗以外的其他疫苗，含有麻疹成分的疫苗建议推迟至输注大剂量（2 g/kg）人免疫球蛋白 8 ～ 9 个月以后再行接种。

Q：免疫缺陷病患儿如何做好呼吸道管理？

（1）患儿出现咳嗽、咳痰时予叩背，促进排痰，口腔分泌物多或痰鸣音明显时，可根据医嘱予雾化吸入治疗。

（2）根据医嘱合理用药，减少继发性感染。

（3）加强口腔护理，有口咽部溃疡及真菌感染时，可增加口腔护理次数，必要时可用碳酸氢钠稀释液或制霉菌素稀释液交替漱口。

（4）加强呼吸肌训练，使用腹式呼吸，以鼻深吸气、缩唇呼气进行深长而缓慢的缩唇－膈式呼吸，然后进一步扩展到全身呼吸操锻炼。

Q：免疫缺陷病患儿出现呛奶、吐奶如何护理？

免疫缺陷病患儿出现呛奶或吐奶的时候，家属一定要及时将患儿的身体侧过来（头侧向一边），快速处理吐出食物，用手帕、毛巾卷在手指上伸入口腔内甚至咽喉处，将吐、呛出的奶水或食物快速清理出来，鼻孔则可用吸鼻器快速清理，保持呼吸道通畅。

如果发现患儿憋气不呼吸或脸色变黯时，表示吐出物可能已进入气管了，拍打背部，马上使其俯卧在大人膝上，用力拍打其背部 4～5 次，使其能咳出。

缓解溢奶、吐奶方法有以下几种。

（1）将患儿竖直抱起在胸前，一手臂托着患儿的臀部，使患儿的头靠在大人的肩膀上，另一只手在患儿的背部轻轻拍打。

（2）扶着患儿坐在大人的膝盖上，一只手支撑住患儿的胸部和头部，另一只手轻拍其背。

（3）改变喂养姿势，尽量抱起患儿喂奶，让患儿的身体处于 45° 左右的倾斜状态。妈妈抱着患儿喂母乳时，要让患儿的头部高一些，身子低一些，这样能减轻患儿吐奶的症状。给患儿喝奶粉时尽量不要让患儿躺着喝，坐着或站着比较好。如果是躺喂，喂完后不要马上让患儿仰卧，而是侧卧一会儿，再改为仰卧。冲奶粉的奶瓶可选择针对患儿吐奶设计的防吐奶瓶。

（4）选择最合适的奶嘴孔，使用奶嘴喂养患儿的家长要注意奶嘴的大小，太小容易吸入空气，太大容易被呛着而引起剧烈的咳嗽，两者都有可能引发吐奶。

（5）改变喂养时间，当患儿有吐奶症状时，要注意缩短每次喂奶的时间，不要长时间给患儿喂奶，让患儿慢慢地消化吸收。

第 2 节　湿疹 – 血小板减少伴免疫缺陷综合征

Q：什么是湿疹 – 血小板减少伴免疫缺陷综合征？

湿疹 – 血小板减少伴免疫缺陷综合征是一种较为罕见的 X 连锁隐性遗传疾病。该病多发于男性新生儿，发病率约为 0.1‰，主要通过骨髓移植来治疗。我国将其列入首批罕见病目录中。

Q：湿疹 – 血小板减少伴免疫缺陷综合征有什么临床表现？

（1）多见于男孩。

（2）出血倾向：是本病症最重要的临床特征，表现为瘀斑、紫癜、鼻出血、牙龈出血、血尿、血便、呕血、眼结膜下出血、颅内出血等。

（3）湿疹：是本病症另一个特征性表现。湿疹特征性分布于头面部、前臂和腘窝，但在病情进展时可遍布全身，有的湿疹常伴出血或感染。

（4）反复感染：大多数患儿会发生反复感染，尤其是肺炎、中耳炎、脑膜炎、上呼吸道感染和皮肤感染等。

（5）其他：肝脾大常见；有的患儿有关节炎、自身免疫性溶血性贫血、肾脏疾病，以及反复进行性的淋巴结炎、淋巴结增生等。年长儿易发生恶性肿瘤，特别是恶性淋巴瘤。

Q：患儿的皮肤会出现什么样的表现？

（1）严重的湿疹反复发作，主要出现在头部、前臂和腘窝处。湿疹表面可能会出现破溃、流血或感染。

（2）皮肤可能异常干燥，还可能伴有其他皮肤过敏反应。

（3）长期湿疹也可能导致皮肤增厚。

Q：患儿为什么要进行保护性隔离？保护性隔离措施有哪些？

保护性隔离是一种隔离措施，适用于抵抗力弱或极易感染的患儿，如严重烧伤、早产、白血病、脏器移植及免疫缺陷患儿等。保护性隔离也称反向隔离，是为预防高度易感患儿受到来自其他患儿、医务人员、探视者及病区环境中各种条件致病微生物感染而采取的隔离措施，具体如下。

（1）设单间隔离室，患儿住单间病室。

（2）工作人员及家属进入病室应戴帽子、口罩、手套，穿隔离衣及拖鞋。

（3）接触患儿前、后均应洗手。

（4）凡患呼吸道疾病者或咽部带菌者，包括工作人员均应避免接触患儿。

（5）未经消毒处理的物品不可带入隔离室。

（6）室内空气、地面、家具等均应严格消毒并通风换气。

（7）探视者应采取相应的隔离措施。

Q：为什么强调患儿、家属及其医务人员一定要做好手卫生？

手卫生是预防和控制医院感染、保障患儿和医护人员安全最重要、最简单、最有效、最经济的措施。大量资料显示，保持手卫生是有效预防控制病原体传播，从而降低医院感染发生率的最基本、最简单且行之有效的手段。

由于患有湿疹 – 血小板减少伴免疫缺陷综合征的患儿的免疫系统功能低下，抵抗各种病菌的能力较弱。患儿、家属、医护人员的手如果不洗干净，就可能存在各种病菌，一旦接触到患儿，就可能导致患儿感染。因此，做好手卫生非常重要。

Q：湿疹 – 血小板减少伴免疫缺陷综合征的主要治疗方法是什么？

（1）支持治疗是必需的，如使用复方磺胺预防肺孢子菌肺炎等；必要时可予静脉滴注丙种球蛋白、血小板输注和脾切除。严重湿疹可使用糖皮质激素。

（2）造血干细胞移植是目前根治本病最有效的方法。患儿确诊后应尽早进行。

（3）基因治疗。

Q：如何做好患儿的皮肤护理？

（1）湿疹伴感染需要局部使用抗生素制剂。避免皮肤接触过敏原，如有食物过敏，应避免接触相应的食物。

（2）勤剪指甲，每隔 2 ~ 3 天给患儿剪 1 次指甲，避免抓挠造成皮损加重或进一步感染。

（3）洗澡时避免用毛巾或搓澡巾搓洗患儿皮肤。沐浴时尽量只使用清水，也可以每周或每 2 周使用 1 次婴儿沐浴露。洗澡后3 ~ 5 分钟要全身涂保湿剂。

（4）尽量给患儿穿纯棉、宽松、透气、宽口、纯色、不带拉链和领子的衣服。

（5）室内温度最好控制在 22 ~ 26 ℃，湿度控制在 50% ~ 60%，保持无烟环境，以及尽量清除灰尘、尘螨、动物毛屑、花粉等过敏原。

Q：患儿如何保湿？

（1）避免皮肤过度干燥，但也不能过于湿润，涂保湿霜，建议选择软膏或乳霜，而不是洗剂或乳液，同时要选择不含香精、防腐剂，添加剂少的保湿产品。

（2）涂抹次数可以灵活调整，皮肤一变干就可以涂，比如在洗手和洗澡后立即使用。

（3）涂抹的时候，用手掌把保湿霜从上到下均匀地厚涂在患儿皮肤上。保湿剂要足量使用，如果涂抹后皮肤湿润有弹性，就说明用量够了。

（4）注意清洁，防止感染。避免搔抓湿疹部位。

（5）使用无刺激的护肤品。轻微湿疹不需要治疗，严重湿疹需要局部使用糖皮质激素或短期全身治疗，按医嘱用药，外用药膏（他克莫司软膏）控制湿疹。

Q：患儿一定要输注血小板吗？

此类患儿应尽量避免输注血小板，仅在发生颅内出血、消化道大出血等严重出血情况下考虑输注血小板，不应以血小板水平及轻度出血倾向作为判断是否进行血小板输注的指标。

Q：血小板减少时如何进行日常照顾？

血小板减少的最大危险是出血，如出现皮肤出血点或瘀斑、鼻出血、牙龈出血、月经过多、消化道出血、脑出血等，应注意预防。

（1）血小板计数为（20 ～ 100）× 10^9/L 者应减少活动，避免剧烈运动、摔跤及磕碰；血小板计数＜ $20 × 10^9$/L 者需绝对卧床。

（2）食物以质软、好消化为宜，忌辛辣、质硬或带刺食物，避免消化道出血。

（3）保持情绪平稳，避免过度兴奋或生气，以免颅内压升高引起脑出血。

（4）刷牙选用软毛牙刷，热水泡软刷毛后轻轻刷牙，避免牙龈出血。

（5）避免用力擤鼻涕、挖耳朵、咳嗽及大便过度用力。

（6）预防便秘，多喝水，依处方使用软便剂。

（7）避免量肛温、灌肠、用肛门栓剂。

（8）避免穿紧身衣服，选择柔软衣服，避免搓澡及酒精擦浴降温。

（9）缺乏维生素 C 或维生素 K 的患儿，鼓励多进食绿色蔬菜、橘子、柳橙。

（10）发生鼻出血时，可立即坐起并于鼻梁下的鼻孔部位施压，并使用棉球填塞，如出血持续 10 分钟以上或大量出血，立即到医院就诊。

（11）当发生下列症状时，请立即就医：皮肤黏膜有出血点或瘀斑；呼吸急促、脉搏弱、皮肤湿冷；血尿、血便或黑便；脸色苍白、头晕、疲倦、不安。

（12）家属尽量全天陪护，一旦发生出血情况尽早就医。

Q：患儿注射重组人粒细胞刺激因子时如何护理？

（1）重组人粒细胞刺激因子应放置于 2～8℃的冰箱保存。

（2）注射部位和方法：选择在腹部、大腿外侧或上臂三角肌处进行皮下注射。

（3）注射前后应观察注射部位皮肤情况，有无红、肿、热、痛等表现。

（4）注射后常见不良反应有：①肌肉骨骼系统，有时会有肌肉酸痛、骨痛、腰痛、胸痛的现象；②消化系统，有时会出现食欲缺乏的现象或肝脏谷丙转氨酶、谷草转氨酶升高；③其他，部分患儿会出现发热、头痛、乏力及皮疹，碱性磷酸酶、乳酸脱氢酶升高，极少数患儿会出现休克、间质性肺炎、呼吸窘迫综合征、幼稚细胞增加。

Q：患儿腹泻如何护理？

（1）及时留取大便标本送检，密切观察患儿腹泻的次数、量、味、色。

（2）遵医嘱按时给予蒙脱石散等口服。蒙脱石散可以吸收肠道内的水分及细菌毒素，对肠道菌群及抗生素也有吸附作用，因此服用时需与抗生素及微生态制剂间隔 2 小时以上。

（3）详细记录 24 小时出入量，如出现大便次数增多、性状发生改变等，密切观察有无脱水的表现，及时告知医生。

（4）患儿年龄较小，皮肤娇嫩，频繁腹泻可导致臀红发生，每次便后及时清洗臀部，用软布拭干，遵医嘱予以红霉素软膏、湿润烧伤膏交替外涂 3 次 / 日，臀红期间停止使用尿不湿，使用尿垫垫在患儿臀部，浸湿后及时更换，经过精心护理臀红在 3 ~ 5 天可恢复。

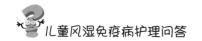

第 3 节 X- 连锁无丙种球蛋白血症

Q：什么是 X- 连锁无丙种球蛋白血症？

X- 连锁无丙种球蛋白血症（XLA）是由于 Bruton 酪氨酸激酶基因突变导致前 B 细胞进一步成熟为 B 细胞的过程发生障碍而引起的原发性免疫缺陷病，是 X 连锁隐性遗传病。

Q：X- 连锁无丙种球蛋白血症会有什么表现？

与其他免疫缺陷病相比，X- 连锁无丙种球蛋白血症发病年龄较早，但由于受到母体免疫系统的保护，一般在出生 6 个月至 2 岁开始发病，也有一些病例到成年甚至更晚才发病。常见的临床表现如下。

（1）细菌性感染：最突出的临床表现是反复出现的严重的细菌性感染，尤以荚膜化脓性细菌（如溶血性链球菌、嗜血性流感杆菌、金黄色葡萄球菌和假单胞菌感染）最为常见。其引发的疾病包括上、下呼吸道感染及肺炎、骨髓炎、败血症、化脓性脑膜炎、化脓性关节炎等。对革兰阴性杆菌如致病性大肠埃希菌、流脓杆菌、变形杆菌、沙雷菌等的易感性也明显增高。

（2）病毒性感染：X- 连锁无丙种球蛋白血症患儿对一些常见的病毒感染如水痘、带状疱疹和麻疹的易感性不比正常儿童高，感染后的疾病过程也大致与正常儿童相似；但对某些肠道病毒如埃可病毒、柯萨奇病毒及脊髓灰质炎病毒的抵抗能力差。合并上述病毒感染者，也可发生皮肌炎样综合征，临床表现为四肢皮肤呈棕色伴软组织水肿，可有红色斑丘疹；也有报道并发肺囊虫感染者。

（3）其他表现：易发生过敏性、风湿性和自身免疫性疾病。包括自身免疫性溶血性贫血、类风湿关节炎、免疫性中性粒细胞减少、脱发、蛋白质丢失性肠病、吸收不良综合征和淀粉样变性。关节炎多属较大的关节，如膝和肘关节，患部肿胀，运动受限，关节面骨质破坏不明显。红细胞沉降率正常，类风湿因子和抗核抗体阴性。

（4）体格检查：反复感染引起慢性消耗性体征，如苍白、贫血、精神萎靡。扁桃体和腺样体很小或缺如，浅表淋巴结及脾脏均不能触及，鼻咽部侧位 X 线检查可见腺样体阴影缺乏或变小。

Q：患儿如何预防感染？

静脉注射丙种球蛋白治疗后 4 周复查 IgG 的浓度，静脉注射丙种球蛋白的剂量应维持在大于 6 g/L 的谷底水平，可以改善肺功能，降低感染的发生率，当 IgG 浓度低于 6 g/L 时，应进行免疫球蛋白替代治疗并进行保护性隔离以预防感染。

（1）保护性隔离：X- 连锁无丙种球蛋白血症患儿外周血中B 细胞明显减少或缺如，各种免疫球蛋白水平均显著低下，导致机体发生免疫缺陷。因此，应保持房间空气流通，每天早晚开窗通风 30 分钟。家中备免洗手消毒液，接触患儿前后均洗手或用免洗手消毒液洗手，避免去人群聚集的地方，外出需戴好口罩，勤洗手，避免接触有感染症状的人。改善营养、生活及卫生条件，避免居住在潮湿、阴冷的环境中。不吃生冷及发霉食物。

（2）加强基础护理：保持患儿皮肤清洁，选择棉质、宽松、柔软内衣，勤剪指甲，避免抓挠引起皮肤破损。每次大小便后都要用质地柔软的、用温水浸湿的毛巾擦洗肛周及会阴部，保持其清洁干燥。女孩子擦拭时从前往后擦，避免污染阴道口及尿道口。睡前、晨起均用软毛牙刷刷牙，饭后漱口，避免霉菌、真菌感染。同时注意观察患儿口腔黏膜有无感染，及时发现感染，尽早处理。经常晒被褥，衣物勤更换，不与家人共用洗漱用具。家中不养宠物。

（3）适当进行体育锻炼，增强体质。

Q：患儿饮食上需要注意什么？

患儿身体抵抗力差，建议少食多餐，加强营养，提高免疫力。①应给予高热量、高蛋白、高维生素、高钙、低脂肪饮食，如蛋类、瘦肉类、水产品、奶制品、豆制品、坚果类等；②多食新鲜蔬菜、水果，如胡萝卜、黄瓜、玉米、橙子；③多食鱼油、蜂蜜、藻类；④忌食辛辣刺激性食物、性寒凉食物等。

Q：患儿接种疫苗有什么要注意的？

患儿接种疫苗后不能产生保护免疫效应，还可能出现严重不良反应，甚至因疫苗含有的活病毒、细菌感染而引起疾病。所以患儿禁用减毒活疫苗，如天花、脊髓灰质炎、麻疹、腮腺炎、风疹疫苗和卡介苗等，以防发生疫苗诱导的感染。

Q：家属及患儿心理干预需注意什么？

此类患儿需终身使用免疫球蛋白支持治疗，且治疗费用较高，患儿可能出现焦虑、担忧等心理问题。家属应积极支持与鼓励患儿，使其积极配合治疗，增强治疗疾病的信心。

Q：患儿的健康指导需要注意哪些方面？

（1）定期复诊，定期输注丙种球蛋白。

（2）当患儿 IgG 浓度低于 6 g/L，应密切观察患儿有无呼吸道、消化道、泌尿道、皮肤、口腔黏膜等感染迹象，如发现异常，及时就医。

（3）指导患儿正确洗手。

（4）鼓励家庭成员和密切接触者进行免疫接种。

（5）避免接触易感病原及疑似传染病者。

（6）衣被宜松软舒适，保持干燥清洁，勤剪指甲，以免抓伤、擦伤。

（7）养成自我防护的习惯，出门佩戴口罩，不去人多密闭的地方，随时做好手卫生。

（8）适当进行体格锻炼。

（9）避免患儿接触污染的食物和水。

（10）合理安排膳食，保证营养摄入。

（11）禁用减毒活疫苗（如脊髓灰质炎、麻疹、腮腺炎、风疹疫苗和卡介苗等），以防发生疫苗诱导的感染。

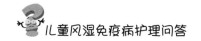

儿童风湿免疫病护理问答

第 4 节　高 IgM 血症

Q：什么是高 IgM 血症？

高 IgM 血症（HIM）为一组少见的免疫缺陷病，表现为血清 IgG、IgA 和 IgE 水平下降，IgM 正常或升高。原发性高 IgM 血症因遗传方式不同，可分为 X- 连锁和非 X- 连锁高 IgM 血症，前者占高 IgM 血症的 70%。

Q：高 IgM 血症会有什么表现？

高 IgM 血症的临床表现取决于遗传缺陷的基因。CD40L 和 CD40 缺陷是联合免疫缺陷，临床表现不仅包括反复性肺部感染，还表现为机会性感染和肝胆疾病等。而活化诱导的胞苷脱氨酶（AID）和尿嘧啶 DNA 转葡萄糖基酶（UNG）缺陷是体液免疫缺陷，这类患儿常表现为反复性肺部感染、淋巴结和扁桃体肿大，发生自身免疫性疾病风险更高。

Q：患儿如何预防感染？

（1）加强手卫生，勤洗手，勤换衣。保持房间空气流通，每日开窗通风至少 2 次。

（2）注意个人卫生，避免在河流、湖泊或公共泳池中洗澡。

148

（3）保持皮肤和口腔清洁，穿宽松棉质衣物，勤剪指甲，每日早晚刷牙。

（4）少聚集，外出戴口罩，避免接触感冒、发热、咳嗽的人。

（5）定期到医院行免疫球蛋白替代治疗。

Q：复方磺胺甲噁唑片有什么不良反应？有何应对措施？

复方磺胺甲噁唑片常用于预防感染，在发挥其强大作用的同时也有一些不良反应。

（1）过敏反应较为常见，最常见为皮疹、药物热。一般在用药后 5 ~ 9 天发生，特别多见于儿童。严重者可发生渗出性多形红斑、剥脱性皮炎和大疱表皮松解萎缩性皮炎等；也有患儿表现为光敏反应、关节及肌肉疼痛、发热等血清病样反应；偶见过敏性休克。应对措施：一旦发生过敏反应，应立即停药。

（2）中性粒细胞减少或缺乏症、血小板减少症及再生障碍性贫血。患儿可表现为咽痛、发热、苍白和出血倾向。应对措施：定期监测血常规，严重的粒细胞缺乏、血小板减少者慎用。

（3）溶血性贫血及血红蛋白尿。这在缺乏葡萄糖 -6- 磷酸脱氢酶（G6PD）的患儿应用磺胺药后易发生。应对措施：G6PD缺乏者慎用复方磺胺甲唑片，如应用需多饮水，碱化尿液。

（4）肝脏损害。可发生黄疸、肝功能减退，严重者可发生急性重型肝炎。应对措施：定期监测肝功能，肝功能损害患儿应避免应用。

（5）肾脏损害。患儿可发生结晶尿、血尿、尿痛和管型尿；

偶有患儿发生间质性肾炎或肾小管坏死等严重不良反应。应对措施：服用本品期间应多饮水，保持高尿流量，应用本品疗程长、剂量大时，除多饮水外，宜同服碳酸氢钠，以防此不良反应。定期进行尿常规检查。肾功能不全者应慎用。

（6）恶心、呕吐、胃纳减退、腹泻、头痛、乏力等，一般症状轻微。应对措施：饭后服用可以减轻其对胃肠道刺激作用。

（7）中枢神经系统毒性反应偶可发生，表现为精神错乱、定向力障碍、幻觉、有欣快感或抑郁感。应对措施：遵医嘱用药，不要超剂量、超疗程用药，症状改善后也不要过早停药。注意预防跌倒受伤等风险。

Q：患儿的健康指导要注意哪些方面？

（1）定期复诊，遵医嘱输注丙种球蛋白对减少感染的频率和严重程度十分重要。

（2）出门佩戴口罩，避免到人员密集场所，多洗手，预防交叉感染。

（3）保持皮肤清洁干燥，定期修剪指甲，避免抓挠。

（4）穿着宽松柔软的棉质衣物。床单要保持平整、清洁、干燥、无碎屑。

（5）遵医嘱用药，勿自行调整药物剂量或停药。

（6）加强疾病自我监测，如有咳嗽、发热，及时就医。

（7）合理安排膳食，保证营养摄入，适当进行体格锻炼，增强免疫力。

第 5 节 慢性肉芽肿病

Q：什么是慢性肉芽肿病？

慢性肉芽肿病（CGD）是一种吞噬细胞功能障碍引起的罕见的原发性免疫缺陷病，平均发病年龄为 7.2 ~ 16.8 个月，因为该疾病为罕见病，诊断困难，平均诊断年龄为 2.5 岁。该病多为男孩患病，女孩不发病，但是男女均可能为基因携带者。

本病主要以反复细菌和真菌感染症状为主，包括反复发热、肺炎、脓肿、播散性卡介苗感染症状及腹泻等。感染的病原体最常见的有金黄色葡萄球菌、沙门菌、大肠埃希菌、假单胞菌和曲霉菌。感染的部位以皮肤、肺部及肛周常见。皮肤可以反复出现化脓、蜂窝织炎、脓疱疮，经久不愈合形成瘢痕。几乎所有的慢性肉芽肿病患儿都会发生肺部感染，反复发生肺炎、脓胸，以及肺脓肿，曲霉菌感染尤为普遍。

Q：患儿肛周脓肿如何护理？

慢性肉芽肿病患儿常反复出现皮下化脓性炎症、肉芽肿形成、蜂窝织炎、脓疱疮，经久不愈合形成瘢痕。感染的部位以皮肤、肺部及肛周常见，预防肛周感染应做到以下几点。

（1）保持患儿会阴部、肛门、生殖器等处的清洁及干燥。

（2）患儿便后使用卫生纸时应由前向后擦拭，不可前后来回擦拭。

（3）经常给患儿洗澡，勤换内衣裤。

（4）监督患儿合理饮食，保证新鲜蔬菜、水果的摄入，以免腹泻及便秘。

（5）时常观察患儿会阴及肛门是否有红、肿、痛、破皮及溃疡等情况。

（6）在患儿便后及睡前进行温水坐浴，改善患儿肛门周围的血液循环，可以使用坐浴盆和毛巾，不要与其他人混用。

（7）肛周有脓肿不建议家长自己挤出来，因为自己挤不能把脓液完全挤干净，会使引流不彻底而致肛门部位反复流脓，容易形成肛瘘。

（8）用生理盐水溶液进行肛门冲洗，每天2次，注意冲洗时动作要轻柔，避免损伤肛门黏膜，然后肛周涂抹莫匹罗星软膏。

（9）慢性肉芽肿病患儿可以使用高锰酸钾坐浴，配制成1∶5000溶液（取一片高锰酸钾片加水500 mL），应严格按照用法用量，如浓度过高可损伤皮肤和黏膜；时间为15～20分钟最佳，不得少于5分钟，水温为40～43 ℃；每日坐浴2次。使用高锰酸钾期间，会使皮肤着色，停用后可逐渐消失。

Q：患儿应如何避免呼吸道感染？

（1）慢性肉芽肿病患儿抵抗力非常弱，易发生交叉感染。照顾患儿的家长避免发生感冒等感染性疾病，家长不要去人员密集场所，防止患儿发生感冒等常见呼吸道疾病。如照顾者出现感染，避免接触患儿。此外，应当提高患儿密切接触者的免疫力，减少患儿与感染者接触的机会。

（2）居住环境清洁，房间定时通风。

（3）患儿出现咳嗽、鼻塞等症状应保持呼吸道通畅，睡觉时应垫高肩部，打开气道，避免出现呼吸不通畅。

（4）家长应每天观察患儿是否有咳嗽、流涕或鼻塞及大小便情况。帮助患儿检查口腔、外阴和肛周，并监测体温，看看有无感染或发热迹象，如果有，应及时就医。

（5）家长接触患儿前后应注意勤洗手，保持食物和饮水清洁卫生，养成良好的生活卫生习惯。

家长可以给患儿监测呼吸情况，如有异常及时就医。患儿以腹式呼吸为主，家长可将手放在腹部，通过测定腹部起伏来测定呼吸频率。可以通过在鼻翼贴棉花絮来检测呼吸频率，棉花絮煽动即为呼吸，每分钟棉花煽动次数即为呼吸频率。孩子的呼吸正常范围如表 2-1 所示。

表 2-1　0 ~ 14 岁儿童呼吸频次参考值

年龄	呼吸频次（次 / 分）
新生儿	40 ~ 50
1 岁以下	30 ~ 40
1 ~ 3 岁	25 ~ 30
4 ~ 7 岁	20 ~ 25
8 ~ 14 岁	18 ~ 20

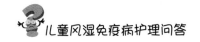

Q：患儿如何正确喂养？

1. 母乳亲喂

（1）喂奶的时候斜抱宝宝大概 45°，尽量使宝宝紧靠大人的胸怀，不要躺着给婴儿喂奶，要将整个乳头和乳晕放入宝宝的口中，可以减少空气的吸入，防止呛奶。

（2）控制奶水流出速度：母乳喂养的宝宝，如果母亲的乳汁分泌比较多，要适当控制奶水的流出速度，可以用手轻压乳房控制奶水的流速，也可以在喂奶前先挤掉一部分乳汁，因为奶水流出过快，宝宝来不及吞咽就容易引起呛奶。

（3）避免过度饥饿喂奶：避免在宝宝很饥饿的情况下喂奶，因为过度饥饿的宝宝会用力吮吸，容易引起呛奶。

2. 奶瓶喂养

（1）保持正确姿势，刚刚出生的新生儿年龄比较小，消化系统还处于不完善的状态，在给孩子喂奶的时候，如果没有采取正确的姿势，很容易会出现呛奶情况，需要采用环抱式姿势喂奶，非常有利于宝宝的吞咽，能够降低呛奶的发生率。

（2）选择合适的奶瓶：在给孩子喂奶的时候，一定要选择合适的奶瓶，大小适宜，奶嘴软硬度适中，这样可以让宝宝的嘴含住大部分的奶嘴，避免吞入过多的空气。

（3）不要在饥饿状态时喂奶：给孩子喂奶的时间一定要有规律，定时定量，不要在孩子处于饥饿状态时喂奶，吃得过快或者过急会出现呛奶情况。

第 6 节　高 IgE 综合征

Q：什么是高 IgE 综合征？

高 IgE 综合征（HIES）又称 Job 综合征，是一种临床罕见的原发性免疫缺陷病，检查结果可见血浆 IgE 水平增高，主要表现为反复出现湿疹、皮肤脓肿和肺部感染，根据遗传方式分为显性遗传和隐性遗传。

Q：高 IgE 综合征患儿主要临床表现有哪些？

（1）患儿出生时或生后不久即开始出现顽固性湿疹样皮炎。

（2）血清 IgE 水平显著增高。

（3）外周血嗜酸性粒细胞增多。

（4）反复发作的皮肤或肺脓肿：皮肤脓肿因无通常所见的红、肿、痛，因而又称之为"冷脓肿"。反复肺部感染可导致肺组织破坏而形成肺膨出、肺囊肿和支气管扩张等病症。

（5）免疫系统外的表现：特殊面容（前额突出、宽鼻梁、面部不对称、眼窝深陷及眼距增宽）、易骨折（微小创伤即可引起骨折）、脊柱侧弯、关节过伸、乳牙脱落延迟及血小板增多等。

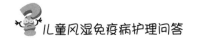

Q：患儿如何进行皮肤护理？

高 IgE 综合征患儿的皮肤在出生后的最初几周可出现丘疹脓疱性且常结痂的皮疹，始发于面部和头皮，并向躯干上部 / 肩部和臀部蔓延。这种皮疹会慢慢变成湿疹样、脓疱化且严重瘙痒的皮疹。

（1）局部用药护理：湿疹样皮炎需保持皮肤清洁，避免过度清洗而损坏皮肤屏障。根据皮肤情况选用合适的剂型的药膏。急性渗出期局部以 3% 硼酸湿敷为主，外用抗生素软膏。慢性期皮损局部使用类固醇药膏，通过"指尖单位"来估算外用软膏的使用剂量，从一个 5 mm 内径的药膏管中，将药膏挤在成人食指最末一个指节，大约为 0.5 mg，就是一个指尖的单位，婴儿 1 指尖 = 成人的 1/5，儿童 1 指尖 = 成人的 2/5，青少年 1 指尖 = 成人的 2/3，注意正确使用药量。面部及皮肤皱褶处用低效类固醇药膏（0.05% 地奈德乳膏、0.03% 氟米松特戊酸酯乳膏、0.05% 二丙酸阿氯米松乳膏和软膏、1% 氢化可的松乳膏、0.1% 地塞米松乳膏），使用时，应该将药膏充分彻底揉入皮肤，直到完全被皮肤吸收，表面上看不到药膏，而不是直接涂上，在皮肤表面"浮"着厚厚一层药膏。糖皮质激素类药膏避免长期使用，以免产生激素不良反应。

（2）皮肤瘙痒护理：①保持环境温度和湿度适宜，室温维持在 20 ℃左右，湿度为 40% ~ 60%；②衣服避免使用化学性物质清洗，避免热水烫洗，避免过多使用肥皂和清洁剂等刺激性清洗产品；③衣着宜宽松，选用全棉织品，勿使用化纤及毛织品直接接触皮肤，减少摩擦刺激；④及时剪短指甲，切勿搓揉、搔抓皮肤。

（3）脓肿护理：严密观察患儿疼痛反应。脓肿较大有波动感，无红、肿、热、痛，破溃后有大量黄褐色脓液，有臭味，应及时就医。

（4）脓肿手术切开引流后，应加强局部换药，换药后请勿碰水，家长观察有无渗血、渗液及疼痛等，如有此情况应该及时告知医护人员。

Q：患儿反复发生呼吸道感染，如何护理？

高 IgE 综合征患儿常反复出现肺部感染，保持呼吸道畅通有利于气体的交换和分泌物的排泄，是小儿呼吸道护理的重点。

（1）出现流涕、鼻塞情况：在初期，流鼻涕可以将病毒、细菌及脱落细胞等分泌物顺着鼻涕排出来，由于鼻咽管相通，因此注意鼻涕倒流，睡觉时注意体位，可以选择头高脚低和侧身睡。

（2）后期要注意引流或清理鼻痂：如果鼻腔分泌物多，要注意湿化呼吸道，比如使用加湿器，可以使分泌物湿化和引流。

（3）雾化排痰：如果患儿有痰不能咳出，通过雾化吸入可以湿化痰液，将黏稠痰液变得稀薄，利于排出，同时雾化可以解除气道痉挛，利于呼吸道通畅。

（4）雾化后清洁：雾化结束后用温开水漱口，温水洗脸，用毛巾抹干净口鼻部留下的雾珠。雾化器要及时清洁，晾干后再使用，一人一套，防止交叉感染。

（5）叩背排痰：在每次雾化吸入后，给予翻身、拍背，拍背时将五指并拢，掌指关节屈曲，用腕关节发力，由下至上，自边缘到中央，有节律地叩拍患儿背部，重复数次。

Q：患儿乳牙迟迟不脱落，该怎么办？

患儿乳牙迟迟不脱落，去医院口腔科就诊。由于牙根不吸收，大多数患儿的乳牙脱落和恒牙萌出会延迟，如果在乳牙脱落的生理年龄前后拔除存留的乳牙（通过 X 线检查确认存在继承恒牙后），恒牙会正常萌出，这样有助于避免并发症，比如颌骨内恒牙阻生。同时应保持好口腔卫生。

（1）首先要观察乳牙有无松动，如果乳牙是非常松动的，可以等待其自行脱落或吃一些硬东西（如苹果）加快乳牙牙根的吸收，促进乳牙脱落。如果乳牙未大幅度松动、与牙龈的连接较为紧密，应经医生评估后再决定是否立即拔除。

（2）家长要注意做饭和喂养的方式，不能一味地给孩子吃软性食物，要循序渐进地给孩子吃一点硬度适中、可撕拽的食物（如苹果、玉米等），以刺激乳牙，促使其按时脱落。

（3）家长要及时纠正孩子的不良习惯，如咬唇、咬手指等。

（4）要督促孩子做好口腔内的清洁，按时漱口、刷牙，少摄入糖分含量过高的饮料和零食。

Q：患儿住院期间如何预防感染？

（1）由于患儿的免疫力低，如果在此期间不注意个人卫生，可能会导致细菌通过呼吸道、消化道等途径进入体内，从而诱发疾病。因此，建议家长在平时要保持良好的个人卫生，勤换洗衣物，床单被褥服保持清洁干燥，及时清除皮屑。

（2）在医院的时候，可能会出现交叉感染的情况，建议家长尽量避免带儿童去人多密集的地方，以免发生交叉感染。

（3）住院期间，建议家长要注意儿童的饮食卫生，避免吃不干净的食物，有助于预防交叉感染。

（4）建议患儿在平时要注意休息，保持充足的睡眠，避免熬夜，以免导致身体免疫力下降，诱发疾病。

Q：患儿如何保持口腔清洁？

口腔护理是保持良好的口腔卫生和防治口腔真菌感染的重要措施。

（1）宝宝长出第一颗乳牙后，就要用干净的纱布帮他清洗。2 岁后要准备一支头小毛软的幼儿专用牙刷，帮宝宝早晚刷牙。

（2）6 岁后，要教会患儿饭后漱口、早晚认真刷牙，刷牙时不能遗漏任何一颗牙齿，饭后用牙线清洁口腔。

（3）控制零食摄入：光进行口腔清洁还不够，减少三餐之间的零食摄入也很重要。零食不仅仅指糖，还包括饼干、巧克力、饮料、酸奶等。

（4）定期检查：带孩子到医院做口腔健康检查，一般儿童时期每半年检查一次。

（5）家长多关注患儿的口腔黏膜及其舌面、颊部的完整性，注意患儿口腔有没有出现乳白色斑点、斑片，及时做好记录。如果发现患儿有口腔真菌感染，可使用碳酸氢钠溶液和复方氯己定含漱液漱口。

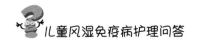

（6）家长应给患儿选择软毛牙刷刷牙，避免损伤口腔黏膜而加重感染。注意补充营养，增加患儿机体抵抗力是预防口腔真菌感染的重要手段。

Q：患儿使用氯己定含漱液时应注意什么？

患儿长期口服抗真菌药物，如果没有好好刷牙，口腔会出现真菌感染。

（1）为保证药效，用药后 30 分钟内，请不要进食、饮水，也不要刷牙或漱口。使用氯己定含漱液期间，如使用其他含漱液药物，应至少间隔 2 小时。

（2）含漱时至少在口腔内停留 2～5 分钟。有人稍微漱一漱就吐出来，这样起不到治疗作用。

（3）用药后可能出现口腔黏膜脱皮等不良反应。长期用药可能导致口腔黏膜或牙齿变色、舌苔发黄、味觉改变等。

（4）不要长期使用。5～10 日为一个疗程，连续使用不宜超过 3 个疗程。

（5）该含漱液是用来含漱的，含漱后吐出，不得咽下。

（6）儿童用药时如果不小心将药物吞下，可能出现口齿不清、嗜睡、步态摇晃等酒精中毒症状，请立即就诊。

（7）幼儿（6 岁以下）及恶心、呕吐者暂时不宜含漱。

Q：家长如何在心理上更好地面对孩子患病这件事？

作为父母和照顾者，家长很容易忽略自身的需求。但其实，家长只有先顾好自己，才能更好地照顾好孩子，也才能给孩子带来榜样的力量。

（1）多和亲友、医护人员、心理工作者及其他患儿家长倾诉、交流，坦率地谈论自己的感受。也可以加入一些家长互助群。这样的交流不仅有助于更好地面对各种情绪，有时也能获得一些实质的建议和帮助，让家庭更好地渡过难关。

（2）尝试多种解压方法，比如散步、交谈、读书等，找到适合自己的方法。需要注意的是，在某些情绪（比如愤怒）的支配下我们很容易通过吵架、暴力来发泄情绪，但这些行为并不能解决问题，甚至不能很好地处理情绪。因此，家长需要多摸索安全的解压方法，找到最适合自己的方式。

（3）向亲朋好友寻求支持和帮助。可以请他们帮忙分担一些生活中的事务，比如购买生活必需品、做饭、打扫卫生或接送孩子上下学。

（4）在和亲友交谈时，试着多谈论孩子病情以外的话题，可以避免放大负面情绪，让情绪更加平稳。

（5）和孩子谈论病情时，多倾听孩子的感受和想法。

（6）与配偶及其他家人共同承担面对孩子病情的责任，可以轮流在医院照料孩子，并在生活的其他方面分工合作。这样家人之间可以互相支持，也可以减少矛盾。

（7）可以尝试通过网站、博客、微博、微信等方式与更多人沟通。

（8）如果心理方面的问题已经严重影响生活，就需要寻求专业心理咨询等方面的帮助。

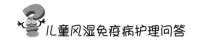

第 7 节　普通变异型免疫缺陷病

Q：什么是普通变异型免疫缺陷病？

普通变异型免疫缺陷病（CVID）是一种常见的抗体缺陷病，以血清免疫球蛋白降低、抗体反应缺陷和慢性持续性感染为特征。估计发病率为 1/（10 000 ~ 50 000），任何年龄均可发病，但大多数起病于幼儿或青春期。普通变异型免疫缺陷病患者存在 T 细胞、B 细胞缺陷，同时伴有固有免疫的缺陷。

Q：普通变异型免疫缺陷病会有什么表现？

（1）感染：严重、持续和反复的感染。常见反复细菌性感染，如急、慢性鼻窦炎及中耳炎、咽炎、气管炎和肺炎，可导致支气管扩张。主要病原菌为流感嗜血杆菌、链球菌、葡萄球菌、肺炎球菌等。支原体、念珠菌、肺孢子菌、单纯疱疹和带状疱疹病毒也可感染普通变异型免疫缺陷病患儿。感染严重程度不及 X- 连锁无丙种球蛋白血症，常呈慢性发病。病程持续日久，可造成病变组织的器质性损害。

（2）肉芽肿样病变：10% ~ 20% 的普通变异型免疫缺陷病患者易形成肉芽肿样间质性肺病，病因不清，此类患者预后较差，肉芽肿样病变还可以发生在淋巴结、肝、胃肠道、皮肤、肾等。

（3）消化道症状：腹痛、恶心、腹泻和呕吐。这些症状有可能是由沙门菌、弯曲杆菌、贾第鞭毛虫等微生物引起的感染或炎症性肠病引起的。

（4）自身免疫性疾病：约 30% 的患者合并自身免疫性疾病，如自身免疫性血栓性血细胞减少和自身免疫性溶血性贫血（最常见）、类风湿关节炎、特发性血小板减少性紫癜、恶性贫血、中性粒细胞减少症、系统性红斑狼疮、皮肌炎、硬皮病、慢性活动性肝炎、多发性神经根炎、克罗恩病和慢性非特异性溃疡性结肠炎等。

（5）淋巴组织增生和肿瘤：40% ~ 50% 的普通变异型免疫缺陷病患者伴淋巴组织增生，发生淋巴瘤的风险增加，并发其他恶性肿瘤的概率也较高，包括胃癌、白血病、淋巴网状组织肿瘤和结肠癌等。

Q：患儿如何进行呼吸道管理？

（1）多饮水，有助于稀释痰液，缓解不适症状。

（2）定期开窗通风，保持室内空气流通，外出时戴口罩。

（3）关注天气变化，随时增减衣物，防止忽冷忽热导致受凉从而引起咳嗽加重。

（4）不要给孩子吃甜腻厚味之物，防止咳嗽症状加重，饮食以清淡、易消化食物为主。

（5）学会正确给孩子拍背有助于促进痰液的排出，拍背时要注意控制好力度。

（6）督促患儿将痰液咳出，避免咽下或憋住而导致呛咳及窒息。

Q：患儿腹泻怎么护理？什么时候需要就医？

儿童正常大便是黄色成形软便，大便次数较平时增多和大便性状改变（稀便、水样便、黏脓便或脓血便）即为腹泻（拉肚子）。

（1）关注大便的量和次数，多饮水，必要时给予口服补液盐，预防脱水。

（2）保持臀部清洁干燥。每次排便后或换尿布时，使用温开水清洗，清洗时动作要轻柔敏捷。

（3）培养患儿良好的卫生意识，注意督促患儿勤洗手，尤其是餐前便后；患儿的餐具及玩具在使用后合理清洗并定期消毒。

（4）饮食：以少渣、易消化饮食为主，避免进食生冷、多纤维、味道浓烈的刺激性食物。

（5）出现以下症状须及时送医治疗：腹泻剧烈，大便次数多或腹泻量大；不能正常饮食；频繁呕吐，无法口服给药；高热；脱水体征明显（明显口渴、眼凹、烦躁易激惹、萎靡）；便血；年龄＜6月龄、有慢性病史、有合并症状。

Q：患儿如何预防感染？

（1）患儿抵抗力差，需对其实施保护性隔离，预防感染的发生。

（2）戴口罩，减少外出。有感冒的家属不能接触患儿。

（3）注意开窗通风，保持空气流通，房间温度控制在 22 ~

24 ℃，湿度为 50% ~ 60%。

（4）勤洗手。

（5）做好口腔卫生及保持全身皮肤清洁，做好基础护理，保持床单清洁整齐。

Q：患儿健康指导怎么做？

（1）定期复诊，定期输注丙种球蛋白。加强疾病自我监测，密切观察患儿有无呼吸道、消化道、泌尿道、皮肤、口腔黏膜等感染迹象，如发现异常，及时就医。

（2）指导正确洗手，随时做好手卫生。

（3）养成自我防护的习惯，出门戴口罩，不去人多密闭的地方，避免接触易感病原及疑似传染病患者。适当进行体格锻炼。

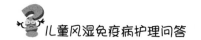

第 8 节 免疫性血小板减少症

Q：什么是免疫性血小板减少症？

免疫性血小板减少症（ITP）是一种获得性免疫介导的出血性疾病，儿童年发病率为（4～5）/10万，临床表现以皮肤黏膜出血为主，严重者有内脏出血，甚至颅内出血。此病可见于小儿各年龄时期，3～6岁为高发年龄，年幼儿中以男性为主，学龄期儿童中男女发病率相同，年长儿中以女孩居多，冬春季高发、夏秋季为发病低谷。

Q：免疫性血小板减少症是怎么引起的？

70%～80%的免疫性血小板减少症患儿在发病前2～3周有明确的病毒感染史。与免疫性血小板减少症有关的病毒有EB病毒、巨细胞病毒、水痘－带状疱疹病毒、人类细小病毒B19、乙型肝炎病毒、腺病毒、风疹病毒等。

本病主要发病机制是机体对自身抗原的免疫失耐受，导致免疫介导的血小板破坏增多和免疫介导的巨核细胞产生的血小板相对不足。

Q：免疫性血小板减少症临床特征有哪些？

免疫性血小板减少症起病急，常有发热。多数患儿发病前 1～6 周有先驱的急性病毒感染和化脓感染。本病以自发性皮肤和黏膜出血为主，多为针尖大小的皮内和皮下出血点，皮疹分布不均，以四肢较多，在易于碰撞的部位更多见；常伴有鼻出血或牙龈出血，胃肠道大出血少见，偶见肉眼血尿，少数患儿可有结膜下出血和视网膜出血，颅内出血少见，出血严重者可致贫血；无淋巴结肿大，肝脾偶见轻度肿大；病程多为自限性。

本病慢性型较少见，发病年龄多大于 6 岁。其特点是病程超过 6 个月；起病隐匿，多无先驱感染症状；病毒感染可加重病情，出血症状较轻，重者也可发生瘀斑、血肿及颅内出血。

Q：免疫性血小板减少症出血会有什么表现？

观察皮肤瘀点、瘀斑的形态、颜色、数量及分布，注意有无新的出血点出现。严格监测血小板数量变化，外周血小板计数 $< 20 \times 10^9$/L 时，常有自发性出血。同时应注意出血征象和生命体征，观察神志和面色，记录出血量。如患儿面色苍白加重、呼吸及脉搏增快、出汗、血压下降则提示失血性休克；若患儿烦躁、嗜睡、头痛、呕吐，甚至发生惊厥、昏迷、颈项强直等则提示颅内出血；如患儿呕血或便血提示消化道出血；如患儿出现血尿或酱油色尿则提示泌尿系统出血。

Q：免疫性血小板减少症分为哪几类？

（1）新诊断的免疫性血小板减少症：确诊后 3 个月以内的

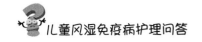

患者。

（2）持续性免疫性血小板减少症：确诊后 3 ~ 12 个月血小板持续减少的患儿，包括未自发缓解和停止治疗后不能维持完全缓解的患者。

（3）慢性免疫性血小板减少症：血小板持续减少超过 12 个月的患者。

（4）重症免疫性血小板减少症：血小板计数 < 10×10^9/L 伴活动性出血的患者。

（5）难治性免疫性血小板减少症：指脾切除后无效或者复发，仍需要治疗以降低出血的危险，以及除外其他原因引起血小板减少症的患者。

Q：如何处理免疫性血小板减少症的急重症？

（1）紧急输注血小板，暂时控制或预防大出血。

（2）静脉注射大剂量泼尼松龙，有效控制单核吞噬细胞系统的吞噬效应，减少血小板破坏。

（3）静脉注射大剂量丙种球蛋白和糖皮质激素，竞争性抑制血小板和相关抗体结合，减少单核吞噬细胞系统对血小板的吞噬与破坏，是目前免疫性血小板减少症紧急救治最有效的方法之一。

（4）血浆置换可有效清除血浆中的抗血小板抗体。

Q：免疫性血小板减少症能治愈吗？

免疫性血小板减少症是一种自身免疫性疾病，目前没有根治的办法，只能通过治疗，将血小板计数维持在安全范围内，避免严重并发症的出现，降低病死率。

Q：如何预防及有效处理鼻出血呢？

（1）指导患儿勿挖鼻孔。鼻腔干燥时，用棉签蘸少许液状石蜡或金霉素眼膏轻轻涂擦，以防止干裂出血。

（2）如果患儿单侧鼻腔出现少量渗血，则可以使用蘸取了0.5% 麻黄素的棉球或明胶海绵填塞来压迫止血；如果患儿双侧鼻腔均出现少量渗血，则可以使用大拇指和食指向鼻中隔压迫止血；如果采取压迫处理无法有效止血，可以采用凡士林纱条进行止血；若在填塞鼻腔后出现了头痛及口鼻干燥等症状，可采用多饮用温开水温润咽喉、斜坡卧位休息及石蜡油滴鼻润滑鼻腔等措施改善症状。

（3）若大量出血，可请耳鼻喉科医生会诊，予肾上腺素棉球或凝血酶棉球做填塞止血，必要时使用凡士林纱布填塞。

（4）患儿病房温度宜控制在 18 ～ 22 ℃，相对湿度为 55% ～ 65%，可避免引发患儿鼻黏膜干燥、出血。

Q：发现口腔和牙龈出血如何护理？

指导患儿定期用朵贝氏液或生理盐水漱口，由于患儿鼻孔填塞后被迫张口呼吸，因此要加强口腔护理。

（1）保持口腔湿润，增加患儿的舒适感，避免感染的发生。

（2）年龄＞ 3 岁的患儿可使用软毛牙刷刷牙，动作宜轻柔，时间＜ 2 分钟。

（3）忌用牙签剔牙防止损伤口腔黏膜。

（4）牙龈渗血时可用肾上腺素或明胶海绵片贴敷牙龈，及时用生理盐水或 1% 过氧化氢清除口腔内陈旧血块，避免口腔异味而影响食欲和心情。

Q：眼底及颅内出血时如何护理？

眼底出血时应减少活动，尽量卧床休息，嘱患儿不要揉眼睛以免引起大的出血。

当血小板计数 $< 10 \times 10^9$/L 时，若有颅内出血可能危及生命。颅内出血是免疫性血小板减少症最危险的并发症，病死率高。因此，观察其先兆是抢救此类患儿的关键。一旦发现患儿出现头痛、恶心、呕吐、烦躁及视物模糊等颅内压增高表现，嘱其绝对卧床休息，立即通知医生，做好一切抢救准备，给予脱水、降压、吸氧、输注血小板等，并做好观察记录。

Q：患儿在饮食上需注意什么？

对免疫性血小板减少症患儿一般给予高蛋白、高热量及高维生素、清淡易消化的食物，避免进食生硬、粗糙带刺的食物。

对于血小板过低（$< 50 \times 10^9$/L）的患儿，要给予软食或半流质软食，禁食过硬、难消化的食物，禁食生葱、生蒜、辣椒、酒类、粗纤维蔬菜及酸性太大的水果等，以免消化道出血。如有呕血让患儿绝对卧床休息，应将头偏向一侧，保持呼吸道通畅，防止窒息。

急性期禁食，当出血停止后，给予牛奶等流质饮食，食温 $\leqslant 50$ ℃，以后逐渐进食小米粥或面汤等清淡易消化的饮食。

对于牙龈出血的患儿要加强营养，提高机体免疫力。

发热的患儿应多饮水，以补充热量和水分的消耗。

若伴有贫血应选用含铁丰富的食物；忌用温补法，食物应以偏凉或性平为好，多选用性凉的蔬菜、水果对止血有利。

Q：患儿可以运动吗？可以进行哪些运动？

免疫性血小板减少症患儿可以适当运动，但应避免剧烈运动，防止出血及内脏供血不足。要注意劳逸结合，适当运动，避免劳累。运动方式可以选择比较轻缓一点的，比如慢跑、散步、打太极拳和做瑜伽等，不要过于猛烈以防造成伤害。这些可以有效地增加身体素质，帮助改善血小板水平。

Q：患儿什么情况下需要输血？输血时有哪些注意事项？

危重出血、血小板计数 $< 20 \times 10^9/L$、脾切除术前准备或其他手术及出现严重并发症时，输新鲜血或浓缩血小板悬液有较好的止血效果。输血过程中应注意以下几点。

（1）输血之前先配血，护士在为患儿抽血进行配血时，盛放血的试管标签上有患儿的住院号和姓名信息，家长需与护士严格核对。

（2）血型、姓名、住院号核对：医护双方核对患儿的姓名、住院号、血型、输血种类与取来的血袋上的标注是否一致。

（3）输血开始先慢滴，数分钟后调至适宜速度，在输注过程中若发现患儿出现发热、皮疹、呼吸急促、异常哭闹等情况，应立即呼叫医护人员。

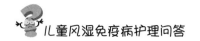

第 9 节　急性荨麻疹

Q：什么是荨麻疹？

荨麻疹是一种过敏性皮肤炎症，典型的荨麻疹表现为剧烈瘙痒的红色斑块和风团，通常与其他过敏性疾病有相似的表现，身体各个部位都有可能受累。该病是一种好发于春秋季的常见、变态反应疾病，其病因复杂，大多由过敏引起。急性荨麻疹起病较急，常为局限性隆起的、大小不等的鲜红色风团，呈圆形、椭圆形或匐行形。皮损大多持续半小时至数小时自然消退，自觉剧烈瘙痒、有灼热感，部位不定，可泛发全身或局限于某一部位。

Q：荨麻疹有什么症状？

在患儿发病后会存在风团表现，可伴随血管炎性水肿。一般风团为瘙痒性、苍白或粉红色的浅表真皮肿胀，伴随周边红晕出现。单个风团会在 24 小时内快速出现和消退，而血管性水肿则多会在真皮深层或皮下组织的黏膜等部位出现，一般还会存在疼痛和瘙痒感，持续 2～3 天。病情严重的急性荨麻疹患儿还可伴有发热、恶心、呕吐、腹痛、腹泻、胸闷及喉梗阻等全身症状。

Q：荨麻疹有哪几种类型？

荨麻疹可分为急性和慢性，急性荨麻疹为暂时性的过敏反应，只要在医生指导下治疗，大多可在数日内痊愈。而慢性荨麻疹则可持续反复发作数月至数年。该病是在患儿过敏体质基础上，由各种致敏因素，如药物、食品、花粉、感染等引起的皮肤过敏反应。

Q：荨麻疹的发病因素有哪些？

（1）食物：含有特殊蛋白质的鱼、虾、蟹、鸡蛋、牛奶等为常见致病因素。

（2）感染：包括细菌性感染（如扁桃体炎、鼻窦炎等细菌感染）、病毒性感染（如肝炎病毒、柯萨奇病毒等病毒感染）、真菌性感染与寄生虫感染（寄生虫感染如蛔虫、钩虫、丝虫等感染）。

（3）天气：秋天时节早晚温差大，气温变化可引发荨麻疹。

（4）遗传因素：有些荨麻疹可能有家族史，如家族性冷性荨麻疹。

（5）精神因素：长时间处于高压状态下，体内乙酰胆碱释放，可致毛细血管扩张，血清渗出，引发荨麻疹。

Q：荨麻疹如何快速止痒？

荨麻疹可以通过冰敷、涂抹药物、口服药物等方法进行止痒。不能过度抓挠，以免导致皮肤破溃，引起感染。日常生活中也要清淡饮食，多吃新鲜的蔬菜、水果。

（1）冷敷：冷敷之前，首先要准备一条毛巾、适量冰块，还有一盆水。接着，将冰块放进水中，用手试探水温，感觉水温比常温下凉即可。然后将毛巾打湿，敷在长有荨麻疹的部位。

（2）涂抹药物：荨麻疹还可以通过涂抹炉甘石洗剂、糠酸莫米松凝胶等药物止痒。外涂药物之前，先准备好医用棉签、药物，接着用流水清洗双手及需要涂抹的部位，然后用纸巾擦干。做好准备工作之后，再用医用棉签蘸取药物，涂抹在长有荨麻疹的部位。

（3）口服药物：瘙痒剧烈还可以通过口服抗组胺药物缓解，如氯雷他定、盐酸西替利嗪等。先准备好规定用量的药物和一杯温开水，然后温水送服。

Q：荨麻疹有传染性吗？

荨麻疹一般不具有传染性，不会传染人。传染是指病原体从一个有病的生物体传到另外一个生物体的过程。而荨麻疹常见的病因为过敏，也可能是自身免疫异常导致的。无论是哪种原因引起的荨麻疹，都不具有传染性。

Q：荨麻疹反复发作怎么办？

（1）及时就诊于皮肤科或过敏科：进行全面的医学检查可以帮助排除可能引起荨麻疹的疾病，如感染或系统性疾病（甲状腺疾病、类风湿关节炎、糖尿病或凝血系统异常等均可能引起荨麻疹）。

（2）追踪诱发因素：在许多情况下，荨麻疹具有引起暴发的特定触发因素。找出诱发因素有助于治疗荨麻疹并避免进一步暴发。

（3）荨麻疹发作期拍照记录：由于患儿到医院就诊时，往往皮疹已消退。因此在荨麻疹发作时拍照记录，在就诊时出示给医生，有助于医生做出正确的诊断。因为有些皮肤疾病的皮疹可能与荨麻疹相似，单纯口头描述可能会有误差。

（4）减轻瘙痒的方法：避免过热；穿宽松棉质衣服；在瘙痒部位冷敷（除外寒冷性荨麻疹），外用非处方止痒药，如苯海拉明乳膏或炉甘石洗剂；使用润肤霜减轻皮肤干燥。

（5）保持愉快的心情：精神紧张、焦虑均可能影响荨麻疹的严重程度，症状加重时尽量放松心态，缓解情绪，避免焦虑。

（6）遵循医生制订的治疗计划：为了有效治疗，必须遵循医生制订的治疗计划。

（7）定期复诊：告知医生治疗效果，遵医嘱调整治疗方案。

（8）过敏原检测结果有一定参考价值，但并非绝对必要：如果查出来对某种或某几种过敏原反应呈阳性，那么必须严格避免。但如果反应均为阴性，提示患儿症状与常见过敏原基本无关，则没必要严格控制饮食，通过规律的药物治疗也能缓解。

Q：患儿出现神经性水肿如何护理？

（1）外涂药物：常用的有炉甘石洗剂，在水肿部位进行擦洗或湿敷，有助于减轻水肿、缓解瘙痒。

（2）内服药物：首选第二代非镇静类抗组胺药，常用的有西替利嗪、氯雷他定等。若抗组胺药物治疗效果不佳，可考虑免疫抑制剂药物，如雷公藤多苷片、环孢素；或考虑使用糖皮质激素，如泼尼松，好转后逐渐减量，通常疗程不超过 2 周，需在医

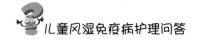

生指导下使用。

（3）患儿在生活中应注意避免接触可能的过敏原，清淡饮食，避免生冷、辛辣刺激食物，以减轻荨麻疹发作的可能，减轻水肿等不适症状。

Q：患儿腹痛如何护理？

（1）观察疼痛的部位、性质（绞痛、胀痛、钝痛）、强度，以及是持续性痛还是阵发性痛。

（2）护士使用疼痛评分工具（数字疼痛评估量表、脸谱（面部表情）疼痛评估量表、FLACC 疼痛评估量表）对患儿腹部疼痛进行评估，疼痛评估在 30 分钟内完成，疼痛评分 ≥ 3 分时，给予处理；疼痛评分 ≥ 5 分时，每 4 小时评估 1 次至评分降至 < 5 分，在 3 ~ 5 分时每班评估 1 次。使用静脉或肌内注射止痛药 30 分钟，口服止痛药 60 分钟后再次评估疼痛情况并记录。

（3）指导患儿及其家长减轻疼痛的方法，如分散注意力（听音乐、打游戏等）、皮肤冷敷或按摩（寒冷性荨麻疹可适当热敷）、安抚、选择舒适体位及舒适环境、心理护理等。

Q：荨麻疹患儿如何做好皮肤管理？

（1）注意保持皮肤的清洁卫生，经常更换贴身衣物及床单被褥。

（2）及时修剪指甲，帮助儿童将指甲剪短磨圆，这能防止儿童在日常生活中因为各种原因抓破皮肤等。如果儿童年龄较大或理解能力较好，在进行沟通时则有一定的便利性，要叮嘱其不要对瘙痒的皮肤进行抓挠。对于较小的儿童，出现瘙痒症状之时可以尽可能通过转移注意力等方式缓解瘙痒感，瘙痒难耐时，可用手轻轻拍打或用冷水冷敷发痒部位，指导和协助患儿外涂止痒药物。

（3）有风团时不宜做青霉素、链霉素、破伤风等药物过敏试验，以免影响判断结果。备好抢救物品以便患儿出现全身中毒症状、败血症等严重并发症时进行抢救。

（4）减少外界刺激：太冷、太热或太强的紫外线会刺激患处的皮肤，可能会导致病情加重。荨麻疹患儿平时一定要注意防晒，天冷时要注意添加适当的衣服，防止感冒和荨麻疹加重。尽量减少接触化学物质，如洗涤剂、洗衣粉等，避免搔抓患处，以免增加皮肤损伤面积。

（5）防止皮肤干燥：一旦皮肤过于干燥，患处皮肤瘙痒的症状会加重。同时，过度疲劳和睡眠不足也会使皮肤变得干燥粗糙，皮肤的血液循环功能减弱，导致病情加重。荨麻疹患儿洗澡时，不要用温度过高的水，避免使用肥皂等刺激性产品，洗澡后适量使用温和的保湿产品。每天保证充足的睡眠，多喝水，为肌肤补充足够的水分。

（6）避免热敷：许多荨麻疹患儿在皮肤瘙痒时，喜欢用热敷来缓解不适症状。事实上，这种方法是不正确的。热敷会导致患处局部皮肤温度升高和血管扩张，也可能诱发荨麻疹反复发作；热敷时，患儿容易被细菌感染而引起过敏症状。荨麻疹患儿平时应多穿棉、软、透气的衣服。

（7）饮食要清淡：平时要多喝白开水，饮食宜清淡，忌食刺

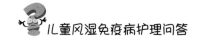
激性和过敏性食物，保持大便通畅。

Q：荨麻疹患儿如何做好日常护理？

（1）保证一定的睡眠和休息，发作期不要参加体育活动；在缓解期可参加适当的户外活动，以增强机体免疫力，但应避免剧烈运动。

（2）要减少外部刺激：气温过冷、过热或者紫外线过强等因素都会刺激患处皮肤，会导致病情加重。荨麻疹患儿在平时一定要注意防晒，天冷时注意适当增加衣物，防止感冒和荨麻疹加重。在平时尽量少接触化学物质，如洗洁精、洗衣粉等，洗碗做家务时戴上手套为好，而且要避免抓挠患处，以免增加皮损面积。

（3）要防止皮肤干燥：荨麻疹患儿洗澡时，不要使用水温过高的水，用温和的洗浴产品，洗完澡适量使用温和的润肤用品。

（4）要饮食保持清淡：在平时应该多喝开水，而且还可以适量地喝一些水果汁和蜂蜜，能够起到滋润和保养皮肤的作用，可以缓解皮肤瘙痒的症状。多吃新鲜的绿叶蔬菜和水果，能够起到清热排毒的作用。

Q：荨麻疹患儿如何做好病情观察？

（1）对泛发性荨麻疹患儿，应监测生命体征，一旦发现呼吸或血压异常，应立即就医，同时安慰患儿以缓解其紧张情绪。

（2）若发现患儿有休克症状（轻度兴奋、精神紧张，面色、皮肤苍白，口唇、甲床轻度发绀）等，立即使其平卧，解开衣领，保持呼吸道通畅，立即就医。

Q：荨麻疹患儿生活中应注意些什么？

（1）避免接触刺激性物质：比如洗衣粉、洗洁精、花粉、尘螨等易感染的物质。

（2）注意饮食：尽量避免再次吃容易诱发疾病的食物，比如牛奶、鸡蛋、海鲜、芒果、花生、坚果等，以免再次摄入后诱发荨麻疹；保持清淡饮食，比如面条、小米粥等。

（3）所处室内应卫生清洁，勤通风换气，被褥也应该勤晾晒。

（4）尽量避免做过于剧烈的运动或过于劳累，避免皮肤长时间受压和长时间的日光照射。

（5）避免过度抓挠：平时最好不要过度抓挠皮肤，如果刺激过于频繁，可能会导致皮肤发生过敏反应。有剧烈瘙痒时，严重影响青少年的睡眠和食欲，易因搔抓而继发感染，并可诱发肾小球肾炎、败血症等严重疾病，因此应及早防治。

Q：对荨麻疹患儿有哪些健康指导？

（1）减少抓挠：因为抓挠会升高局部皮肤温度，令皮肤角质变薄，过敏原易入侵皮肤深处导致瘙痒加重。

（2）避免致敏食物：对于荨麻疹，有几种食物需要特别注意。一种是刺激性食物，包括辣椒、洋葱、生姜、大蒜、芥末等；另一种是高蛋白食物，如鱼、虾、蟹、贝类等。这些食物都容易导致荨麻疹反复发作，因此患儿需在饮食上多加注意，减少

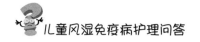

荨麻疹发作。

（3）清洁时控制水温：有许多荨麻疹患儿在发作时喜欢用热水冲淋以缓解瘙痒，虽然过高的温度可以在一时麻痹皮肤的不适，但在高温麻痹的同时血清中的组胺分泌更加迅速，因此当患儿停止这一行为后，皮肤的不适感觉会更加剧烈。

（4）消除诱因或可疑病因有利于荨麻疹自然消退：对疑为与食物相关的荨麻疹患儿，应鼓励患儿记食物日记，寻找可能的食物过敏原并加以避免，特别是一些天然食物成分或某些食品添加剂，可引起非变态反应性荨麻疹。

Q：患儿的饮食应注意哪些方面？

减少组胺含量高的食物的摄入，不仅有助于控制荨麻疹，对保持自己的身体健康也有重要意义。长期食用组胺含量高的食物不仅会增加荨麻疹的发病率，还会增加高血压、高脂血症、糖尿病、消化道疾病发生的可能性。

（1）组胺含量较低的饮食：主食中的面条、米饭，蔬菜中的西兰花、卷心菜、萝卜、菜花、黄瓜、生菜，以及纯牛奶、煮熟的蛋黄、鲜肉、新鲜鱼类。荨麻疹患儿如果正常进食这些食物，可以不用担心从饮食中摄入过多组胺。

（2）组胺含量较高的饮食：酸奶、腌制或熏烤过的肉类、草莓和樱桃等水果、菠菜、西红柿、茄子、酒精饮料、发酵食品、快餐、罐头及一些调味料，荨麻疹患儿在治疗期间，建议回避或者限制摄入这些饮食。

（3）组胺含量非常高的饮食：高度加工或发酵食品，陈年奶酪、含有酵母的食品和泡菜、腌肉、酸奶、鱼和海鲜，尤其是罐头或熏制鱼、剩菜、蔬菜罐头、干果、鳄梨、木瓜、菠萝。

Q：患儿穿衣服有什么讲究吗？

（1）荨麻疹患儿应保护皮肤，应穿柔软的衣服，尽量选择纯棉或丝绸面料。

（2）不要穿太紧或太硬的衣服，透气性更好的材料可以防止细菌和病毒的积聚。

（3）新购买的衣服应先过水后方可使用，贴身的衣服应经常更换和消毒，床单和被褥也应经常清洗晾晒，保持干燥以避免受潮。

Q：照护者可为患儿提供哪些优质护理？

（1）当患儿有发痒和失眠等问题时，应注意保证病房内空气流通，防止其他环境因子加重发痒现象。

（2）护理人员积极地向患儿和家人讲述疾病的瘙痒程度、瘙痒的原因，向他们介绍如何采取相应的措施，并告诫他们不要挠抓皮肤，与家属一起监督患儿的行为，帮助其调节负面情绪。

（3）肌肤保养：护士每天对患儿的指甲进行检查、修整，并对患儿的肌肤进行清洗，并叮嘱患儿在洗澡时要选择适宜的温度，避免用沐浴露。

（4）护理人员加强对病房设备噪声的管理，让患儿睡觉时避免灯光的干扰，为患儿创造一个舒适的睡眠环境。对于低龄患儿，可在睡觉之前给患儿讲故事，多与患儿交流，以分散患儿的注意力，让患儿在故事和家人的陪伴下入睡，增加睡眠深度。

Q：如何做好患儿心理护理？

（1）护理人员要积极与患儿交流沟通，表现出对患儿的理解和支持，凭借专业的操作及良好的态度赢得患儿信任，深化与患儿之间的沟通。耐心倾听患儿内心真实想法，从而予以针对性干预。

（2）同患儿分享控制良好的案例，消除患儿恐惧感，提高其疾病治疗的信心。

（3）部分患儿会因为皮肤问题产生自卑情绪，护理人员要帮助患儿保持健康心态，正确看待疾病，从而以积极的情绪面对治疗。

在实际护理过程中，护理人员不仅会关注患儿的病情变化，还会从其实际需求出发，给予个性化的心理干预措施，改善患儿负面情绪，促使患儿以积极、健康的心态面对治疗，有效提升患儿身心健康程度，降低疾病危害，提升患儿生活质量。

Q：患儿是否可以运动？运动出汗怎么办？

良好的身体素质与抵抗力可以降低荨麻疹的复发率，鼓励患儿多进行体育锻炼，根据患儿年龄、体质等为其制订个性化的运动方案，如慢跑、打太极拳、骑行、爬山等。

运动出汗会引起瘙痒，可以用温水擦拭身体，缓解瘙痒感；也可以洗澡，水温不宜过高，宜为 32 ~ 37 ℃。

Q：患儿居住条件有什么要求？

（1）对儿童的居住环境要进行调整，儿童所居住的环境空气一定要进行过滤，可以使用空气净化器对房间的空气进行净化，维持房间的温度在 22 ℃左右，湿度控制在 50% 左右。

（2）每天定时打开空调，这样能对房间中的温度进行适当的调整。

（3）注意对儿童所居住的房间进行消毒处理，但避免使用刺激性消毒剂。特别是对空气中的飞沫等要重视，减少粉尘、皮屑等过敏原；禁止儿童靠近宠物，避免宠物的毛发刺激。

（4）对于儿童的床上用品也要进行及时更换，确保其物品的整洁。

（5）发病时不用过热的水洗澡，以免水温过高使血管产生的应激性刺激反应加重，致使过敏性症状加重。

Q：儿童接种荨麻疹疫苗后可能会出现哪些不适？

过敏反应：由于荨麻疹疫苗含有微量的鸡胚细胞、抗生素、小牛血清，个别儿童在接种后可能会出现不同程度的过敏反应，其主要表现为过敏性皮疹，对抗生素过敏的儿童多在接种疫苗后十小时到几十小时内发作，时常伴有体温升高的症状；过敏性休克情况极少发生，其主要在接种疫苗后数分钟内出现全身荨麻疹、心跳加速、呼吸困难、面色发白、口唇青紫、脉搏细弱等症状和体征，如果不及时进行抢救，极容易导致患儿死亡。

神经系统并发症：一般在接种疫苗后 1 ~ 2 周发作，临床上可有多种不同的疾病表现。在注射荨麻疹疫苗后出现的神经系统不良反应一般分为两种，一种是一般反应，一种是严重反应。一般反应通常只是短暂性的，症状会随着时间的流逝而自动消失，面对这种情况不需要进行特殊的处理；而严重反应可能导致患儿出现过敏性皮疹等异常反应，这就需要家长及护理人员及时咨询接种医生了解患儿病情，进行及时医治。

第 10 节　特应性皮炎

Q：什么是特应性皮炎？

特应性皮炎（AD）是一种慢性、复发性、炎症性皮肤病，以瘙痒、多形性皮损伴有渗出倾向为主要特征，常伴有食物过敏、过敏性鼻炎、哮喘等。全球儿童特应性皮炎患病率为5%～20%，不同国家和种族之间患病率差异很大。近 20 年来我国儿童特应性皮炎患病率呈现逐年上升趋势。《儿童特应性皮炎基层诊疗指南（2023 年）》指出：2014 年调查显示，我国1～7 岁城市儿童特应性皮炎患病率为 12.9%，1～12 个月婴幼儿特应性皮炎患病率高达 30.5%。

Q：为什么会得特应性皮炎？

特应性皮炎的病因及发病机制尚未完全明确。目前认为皮肤屏障功能障碍、免疫应答异常、皮肤菌群紊乱、遗传因素等是发病的基础。发病机制的复杂性使特应性皮炎的临床表现具有高度的异质性，不同年龄、不同种族、不同程度、不同病期的患儿的皮损表现、起病部位和炎症反应等均存在较大差别。

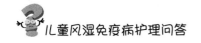

Q：怎么尽早发现得了特应性皮炎？

目前诊断特应性皮炎主要依靠临床表现、特应性体征及病史。对于潜在的特应性皮炎患儿，在尚未到医院就诊前，可以从以下 4 个方面进行早期识别。

（1）症状：全年性或季节性的皮肤干燥，呈局限性或全身性；反复发作的皮疹伴瘙痒，且在运动、日晒、出汗后加重；瘙痒症状夜间更为明显，小婴儿可表现为烦躁和易激惹。

（2）皮疹好发部位：婴儿患者的皮疹主要分布于前额、面颊、下颌及四肢伸侧。儿童患者的皮疹主要分布于四肢伸侧或屈侧、肘窝、腘窝、眼睑、颜面和颈部。

（3）个人或家族成员有过敏性疾病史：患儿、父母或同胞兄弟姐妹有湿疹、过敏性鼻炎、哮喘、过敏性结膜炎或食物过敏的病史。

（4）实验室检查：外周血嗜酸性粒细胞计数和总 IgE 升高，过敏原特异性 IgE 检查有食物或吸入性过敏原的阳性结果。

Q：特应性皮炎有什么典型的表现？

特应性皮炎患病人群分布于各个年龄段，不同年龄段临床表现不同，但基本特点为皮肤干燥、湿疹样皮损及剧烈瘙痒。根据年龄可分为 3 个临床阶段：婴儿期、儿童期、青少年期及成人期。

（1）婴儿期（≤ 2 岁）：皮损好发于前额、面颊、下颌及四肢伸侧。初起面颊两侧出现瘙痒性红斑，继而在红斑基础上出现针尖大小的丘疹、丘疱疹，搔抓摩擦后形成糜烂、渗出、结痂等，皮损可迅速扩展至其他部位（如头皮、额、颈、腕、四肢等）。患儿瘙痒常伴有烦躁、哭闹不安，影响睡眠。部分患儿在2 岁以内逐渐好转、痊愈，部分患儿病程迁延发展至儿童期特应性皮炎。

（2）儿童期（2 ~ 12 岁）：皮损好发于四肢伸侧或屈侧，肘窝、腘窝最常见，其次为眼睑、颜面和颈部。皮损为黯红色，渗出较婴儿期轻，常伴抓痕，久而久之形成苔藓样改变。此期，瘙痒仍很剧烈，存在"瘙痒 - 搔抓 - 瘙痒"恶性循环。

（3）青少年及成人期（＞ 12 岁）：皮肤多为弥漫性干燥，皮损好发于肘窝、腘窝、眼周、颈周、四肢、躯干，对称性分布。

Q：特应性皮炎除典型的表现外，还有哪些非典型但具有特征性的表现？

（1）干皮症：表现为皮肤干燥，可出现鳞屑，以四肢伸侧最常见。冬季加重，夏季减轻或消失。

（2）鱼鳞病：主要表现为皮肤角化过度、异常干燥。

（3）毛周隆起：表现为干燥性毛囊性丘疹，成片分布。

（4）白色糠疹：初起表现为单发或多发，呈大小不等的圆形或椭圆形、边界不清的淡红斑，1 ~ 2 周后红斑逐渐消退，变为色素减退斑，表面干燥，上覆少量白色糠状鳞屑，多见于面部。

（5）唇炎：表现为口唇或唇缘红肿，伴干燥、鳞屑和结痂，唇中央可有深的皲裂，可伴口角炎，自觉疼痛、有烧灼感，多因患儿舔唇或咬唇引起。

（6）Dennie-Morgan 眼下皱褶：发生在下睑皮肤上的皱褶。

（7）眼周黑晕：发生在眼周的黯灰色晕，境界不清，无自觉症状。

（8）掌纹症：手掌与大、小鱼际直角交叉的线状沟纹。

（9）耳根裂隙 / 耳下裂隙：耳郭与头面部皮肤连接处（前部、后部和下部）出现红斑、裂隙、渗出及结痂。

（10）乳头湿疹：乳头和乳晕有红斑、丘疹或丘疱疹，伴有鳞屑或糜烂、渗出，可扩散到周围皮肤。其常由搔抓和衣物摩擦刺激引起或加重。

（11）非特异性手足皮炎：手足红斑、鳞屑、苔藓化、角化过度、皲裂或剥脱性角质松解等。

（12）颈前皱褶：指颈前皮肤持续存在的苔藓化皮疹。

（13）汗疱疹：手指侧缘、手掌、手背或足底及趾腹散在或成群分布的深在性水疱，呈"布丁"样外观，水疱液清或混浊，干涸后形成脱皮鳞屑。

Q：患儿食物过敏有什么表现？

特应性皮炎患儿食物过敏的表现可以是单一的皮肤症状，也可以同时伴有其他症状或特应性疾病；可以是湿疹样表现、非湿疹样表现或混合型表现。

（1）湿疹样表现：通常发生在进食致敏物质 6 ~ 48 小时甚至数天后，表现为湿疹的复发或进一步加重。

（2）非湿疹样表现：通常发生在进食致敏物质 2 小时内，表现为皮肤红斑、全身潮红、风团乃至局部水肿。

Q：特异性皮炎的检查中有什么异常指标？

多达 80% 的特应性皮炎患儿血清总 IgE 升高，常伴外周血嗜酸性粒细胞增多。过敏原特应性 IgE 阳性（过敏原特应性 IgE 检测 2 级或 2 级以上为阳性）。

Q：特应性皮炎如何治疗？

特应性皮炎的治疗原则以恢复皮肤正常屏障功能，寻找并去除诱发和（或）加重因素、减轻或缓解症状为目的。

（1）一般治疗。寻找病因和诱发加重因素，加以避免。修复皮肤屏障和保湿。

（2）外用药物治疗。肾上腺皮质激素：地奈德、醋酸地塞米松、曲安奈德、糠酸莫米松等；钙调神经磷酸酶抑制剂：1% 吡美莫司乳膏、0.03% 或 0.1% 他克莫司乳膏；小分子药物：2% 克立硼罗软膏。

（3）系统药物治疗。系统抗炎药或靶向药物：对于中、重度特应性皮炎患儿常规药物治疗效果不佳时可系统治疗，如肾上腺皮质激素、度普利尤单抗、Janus 激酶抑制剂、环孢素等。

（4）其他治疗。如抗感染治疗、抗组胺药治疗、紫外线照射治疗等。

Q：如何选择外用糖皮质激素？

急性期无渗液或渗液不多者可用糖皮质激素霜剂，渗液多者可先用 3% 硼酸溶液冷湿敷，外用氧化锌油，渗出减少后用糖皮质激素霜剂。

亚急性期可选用糖皮质激素乳剂、糊剂，为防止和控制继发性感染，可加用抗菌药物。

慢性期可选用软膏、硬膏。顽固性局限性皮损可短期内使用中效糖皮质激素（醋酸地塞米松、曲安奈德、丙酸氟替卡松等）或弱效糖皮质激素（醋酸氢化可的松、地奈德等）进行湿包裹治疗。

Q：什么是湿包裹疗法？

湿包裹疗法是指在外用药物及润肤剂的基础上，使用敷料进行封包的一种治疗方法，能明显改善皮损症状。敷料为两层，内层敷料湿润，外层敷料干燥。常用敷料为纱布、绷带，目前市面上的管状弹力绷带更适合使用，在家也可使用紧身的棉质睡衣制作简易敷料。不建议合并皮肤感染、青春期的特应性皮炎患儿使用湿包裹疗法。湿包裹疗法的治疗时间为每日 3 ~ 24 小时，为保证睡眠质量，尽量不在夜间进行，但是如果患儿在湿包裹疗法治疗过程中睡去，尽量不打扰，可待患儿睡醒后去除或更换敷料。疗程通常为 2 ~ 14 天。

具体操作如下：患儿沐浴后，使用干毛巾将皮肤蘸干后尽快局部涂抹外用药，全身涂抹润肤剂，把浸泡在 42 ~ 45 ℃热水中的敷料拧至不滴水，穿戴在患肤处内层，随后立即在外层包裹干燥敷料，每 2 ~ 3 小时取下外层敷料，将内层敷料重新于热水中浸湿，或用毛巾或喷壶将热水撒到内层敷料上，湿包结束后移除全部敷料，随即重新全身涂抹润肤剂。

Q：特应性皮炎的严重程度如何评估？

特应性皮炎评分（scoring atopic dermatitis，SCORAD）是临床实践应用最广泛的特应性皮炎疾病严重程度量表，包括三部分：皮损面积（A）、皮损严重程度（B）、瘙痒和睡眠影响程度（C）。

皮损面积（A）：将表皮分为多个部位，每个部位对应相应的体表面积占比，以 1% 的面积皮损为 1 分，累计得皮损面积总分。2 岁以下儿童各部位的体表面积占比与 2 岁以上儿童不同，应加以区分（图 2-1、图 2-2）。

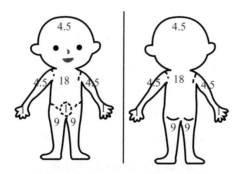

图 2-1　成人及 2 岁以上儿童各部位占体表面积示意图

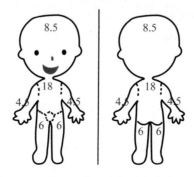

图 2-2　2 岁以下儿童各部位占体表面积示意图

皮损严重程度（B）：总体评估6项体征严重程度，包括红斑、丘疹（或）水肿、渗出（或）结痂、表皮剥脱、皮肤增厚（苔藓化）、皮肤干燥（仅指未受累皮肤）。根据皮损轻重程度，以四级评分法将每项评为0～3分，累计得皮损严重程度得分（表2-2）。

表2-2　皮损严重程度评分表

皮损类型	对应得分				得分
	无	轻度	中度	重度	
红斑	0	1	2	3	
丘疹/水肿	0	1	2	3	
渗出/结痂	0	1	2	3	
表皮剥脱	0	1	2	3	
皮肤增厚	0	1	2	3	
皮肤干燥	0	1	2	3	
合计					

瘙痒和睡眠影响程度（C）：采用视觉模拟评分对瘙痒和影响睡眠程度这两项主观症状进行评价（表2-3），每项各0～10分，取评估近3日瘙痒和睡眠影响度平均分求和得分。

表2-3　主观症状评分表

症状类型	评分标准	评分（近3日平均分）
瘙痒	0（无瘙痒）～10（极度瘙痒）	
影响睡眠程度	0（无影响）～10（无法入睡）	
合计		

SCORAD 评分 =A/5+7B/2+C，最高得分为103分，0～24分为轻度，25～50分为中度，51～103分为重度。

Q：患儿的日常生活环境需要注意什么？

对于特应性皮炎患儿，环境是疾病重要的诱发和加重因素。

注意避免热刺激和减少出汗，贴身衣物应选择略薄、宽松柔软的纯棉制品；居室环境应凉爽、通风和洁净，保持环境湿度为45%~55%，室温为18~22℃，环境干燥可使用加湿器，环境过湿可使用除湿机；勤换衣物和床单，不养宠物、不铺地毯、不养花草，尽量减少生活环境中的过敏原。

患儿运动不受限，但是过热、出汗会加重皮疹，建议缓慢、逐渐增加运动强度至皮肤耐受，运动后及时进行皮肤护理，包括洗浴、润肤。

Q：得了特应性皮炎，饮食方面需要注意什么？

确诊伴有食物过敏的特应性皮炎患儿在常规治疗基础上，需进行长期且细致的饮食管理，同时监测生长发育情况，包括身高、体重、头围（<2岁的婴幼儿）。①IgE介导的食物过敏者应严格避食致敏食物，定期随访并评估过敏症状是否持续。②非IgE介导的食物过敏尚无特异性诊断检查，可通过饮食日记、诊断性饮食回避、食物激发试验结果等方法协助判断致敏食物。③一旦明确致敏食物，在避免食用的同时应寻找营养充足、安全可靠的替代品以满足孩子的生长发育需求，如牛奶过敏的特应性皮炎患儿可选择深度水解蛋白配方粉替代。

需注意的是，致敏食物因人而异，且儿童在不同的发育阶段体质会有所改变，在未明确致敏食物前切不可盲目避食。

Q：患儿如何正确洗浴与保湿？

（1）洗浴护理：合理洗浴可清除皮肤表面碎屑及痂皮，减少皮肤表面金黄色葡萄球菌定植，降低细菌感染发生率，增加皮肤含水量。洗浴过程中禁忌用力搓洗，以免破坏皮肤屏障。建议使用低敏无刺激弱酸性（pH 为 5 ~ 6）洁肤用品，每日一次或隔日一次，每次 5 ~ 10 分钟，水温 32 ~ 38 ℃。当皮损有继发性细菌感染时，可使用次氯酸钠盆浴，抑制细菌活性，缓解病情。

（2）润肤护理。坚持全身长期使用润肤剂，选用不含香料、低致敏性的油基乳膏或软膏，每日至少使用 2 次，洗浴后 3 ~ 5 分钟涂抹效果最佳，用量建议：儿童（2 ~ 12 岁）每周至少 100 g，成人（≥ 12 岁）每周至少 250 g。

Q：如何帮助患儿减轻瘙痒感？

由瘙痒引起的剧烈搔抓，会导致皮肤屏障进一步破坏和产生各种皮损，进一步加重瘙痒，形成"瘙痒 - 搔抓 - 瘙痒"恶性循环。瘙痒是影响特应性皮炎患儿生活、学习的重要因素，特别是影响儿童的睡眠质量。

减少刺激、避免接触过敏原、保护皮肤屏障功能、合理开展抗菌治疗等均有助于控制瘙痒。①减少刺激包括避免搔抓、摩擦及接触毛料制品、碱性物质、防腐剂等，避免进食辛辣食物，避免在高温、干燥环境久处，及时清除汗液。②避免接触过敏原，包括尘螨、动物皮屑、花粉、细菌、真菌、病毒等。③正确选择并长期合理使用保湿剂，是改善特应性皮炎屏障功能障碍、减轻瘙痒的基础。④使用外用药是控制特应性皮炎瘙痒的一线治疗方法，钙调神经磷酸酶抑制剂（1% 吡美莫司乳膏、0.03% 或 0.1% 他克莫司乳膏等）可通过抑制外周神经敏化提升止痒效果。

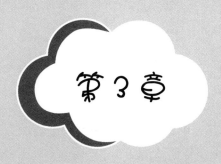

自身炎症性疾病的护理

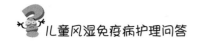

第1节　周期性发热－阿弗他口炎－咽炎－淋巴结炎综合征

Q：什么是周期性发热－阿弗他口炎－咽炎－淋巴结炎综合征？

周期性发热－阿弗他口炎－咽炎－淋巴结炎（PFAPA）综合征是儿童时期最常见的自身炎症性疾病，具体发病机制及基因变异尚未明确。其主要临床表现为周期性发热、阿弗他口炎、咽炎及颈部淋巴结肿大，病程为自限性，发热间期无任何不适，生长发育同正常儿童。

Q：周期性发热－阿弗他口炎－咽炎－淋巴结炎综合征有什么临床表现？

（1）发病年龄：通常在5岁前，多在青春期自愈。

（2）发热周期：每隔3～8周，平均为（30±5）天。

（3）发热持续时间：持续3～7天，平均5天。

（4）发作间期：健康且生长发育正常。

（5）发热：以高热为主，达39℃以上，然后在24～48小时退热。

（6）阿弗他口炎：特征是颊黏膜和咽部的浅表溃疡，持续

3～5 天，愈合后不留瘢痕。

（7）咽炎：部分患儿表现为化脓性扁桃体炎。

（8）淋巴结炎：以颈部淋巴结肿大为主。

（9）阿弗他口炎和淋巴结炎可不出现或不同时出现，发热时亦可伴有头痛、肌痛等症状。

Q：发热时如何正确使用水银体温计？

患儿固定每隔 3～8 周出现发热，往往为高热，持续 3～7 天。体温分级一般为低热、中度发热、高热和超高热，体温分级可以以腋下温度、口腔温度为准。体温计的使用、发热的分期以及退热药的使用尤为重要。

水银体温计的正确使用方法：建议在使用水银体温计之前用酒精棉擦拭一遍进行消毒，然后将水银体温计的水银柱甩到 35 ℃左右即可使用。水银体温计的使用方法通常与测量部位（腋下、口腔、直肠等）也有必然的联系，患儿最适宜测量腋下体温，通常其使用方法如下。

腋下温度测量：建议在患儿安静状态下进行测量，首先应保持腋窝干燥，将水银体温计甩至 35 ℃左右，之后将体温计的前端部放置于患儿的腋窝处，患儿的上臂应适当夹紧体温计，注意不要夹太紧以防体温计断裂，一般 10 分钟后就可取出，正常腋下的体温为 36～37 ℃。低热，指 37.3～38℃；中等度热，指38.1～39℃；高热，指 39.1～41℃；超高热，指发热体温达41℃以上。

在测量过程中若不小心动了体温计，为保证准确性，建议重新测量，读数时注意视线与刻度垂直，避免造成误差。同时建议针对不同的测量部位使用固定的水银体温计。

Q：发热时如何正确使用电子体温计？

（1）建议使用电子体温计之前，首先对体温计头部进行消毒，随即按压开关，发出蜂鸣音之后即开机成功。

（2）打开之后，电子体温计显示器会显示上次测量的温度并持续几秒左右，随后显示器摄氏度一栏闪烁，表示体温计处于待测状态。

（3）测量体温时，温度值逐渐上升，摄氏度一栏不断闪烁。在摄氏度一栏停止闪烁，同时发出蜂鸣音提示时，表示体温测量完成，读取体温值即可。

（4）电子体温计使用前需认真阅读产品说明书，使用时应注意电子体温计的工作温度，一般为 10 ~ 45 ℃，测量腋下温度、口腔温度、直肠温度的体温计不可混用。

Q：发热的不同分期应如何护理？

（1）体温上升期：产热较强而散热少，流向皮肤的血液减少且汗腺分泌也少，患儿易出现皮肤苍白、干燥、无汗、畏寒、怕冷等症状。由于寒战，体温会在短期内迅速上升，在机体寒战时要做好保暖工作，嘱患儿卧床休息，增添盖被，足部放置热水袋，给予流质为主的饮食，多进食新鲜的蔬菜、水果和温热饮料，以减轻寒战等不适。

（2）高热持续期：体温持续处于较高水平，会大量出汗，皮肤温度升高且潮湿，患儿常有燥热感，可出现呼吸与脉搏加快、食欲缺乏、恶心、呕吐、腹胀、便秘、口干、尿少、色黄等症状，嘱患儿注意休息、多喝水、保持口腔卫生对其进行物理降温等。

（3）体温下降期：体温调定点下移，逐渐恢复到正常水平，引起散热反应。机体表面的血管进一步扩张，排汗增多，散热增强，出现散热大于产热，体温逐渐降至正常。多让患儿休息，出汗后及时更换衣物，擦干皮肤。

Q：发热时常见退热药应如何使用？

儿童使用退热药分为对乙酰氨基酚类（如酚麻美敏混悬液，如泰诺）和布洛芬类（如布洛芬混悬液，如美林）二者使用方法如表 3-1、表 3-2 所示。

表 3-1　对乙酰氨基酚和布洛芬对比

项目	对乙酰氨基酚	布洛芬
适用人群	≥ 2 月龄	≥ 6 月龄
用药剂量	10 ~ 15 mg/kg，每 4 ~ 6 小时服用 1 次，24 小时内不得超过 4 次	5 ~ 10 mg/kg，每 6 小时 1 次，24 小时内不超过 4 次
起效快慢和退热作用强弱	起效更快，作用更温和	起效稍慢，但作用时间更长
不良反应	对胃无刺激，不常引发胃出血，偶可引起皮疹、荨麻疹、药物热及白细胞减少等	有轻度的胃肠不适，偶有皮疹、耳鸣、头痛及肝肾功能损伤等
禁忌证	严重肾功能不全者	既往有消化性溃疡史、胃肠道出血患儿；重度心力衰竭患儿；严重肝肾功能不全患儿；服用其他解热镇痛药引起哮喘、荨麻疹或过敏的患儿

表 3-2　退热药物开封后保存期限

退热药物剂型	有效期（自开封日起）
口服片剂及胶囊	6 个月
口服液体	冰箱条件（2 ~ 8 ℃）：3 个月 非冰箱条件：1 个月
颗粒剂、干混悬剂	7 天

Q：周期性发热 - 阿弗他口炎 - 咽炎 - 淋巴结炎综合征能根治吗？

由于周期性发热 - 阿弗他口炎 - 咽炎 - 淋巴结炎综合征具有自限性的特点，目前还没有统一标准的治疗方案，治疗的选择需要综合考虑不良反应及社会因素。做好健康宣教，早期诊断可避免反复使用抗生素治疗，有效提高患儿及其家庭的生活质量。

Q：胃肠镜检查应如何做好护理？

胃肠镜检查主要通过胃镜、肠镜经口腔或肛门对食管、胃、十二指肠、结肠、直肠等进行检查。

（1）检查前 3 天进食容易消化的饮食，如软饭、稀饭、面条、豆腐、鸡蛋、牛奶、豆浆等，禁食含粗纤维类食物。

（2）上午检查的患儿当日早上禁食，下午检查的患儿当日早上可以喝牛奶、豆浆，中午禁食，无痛检查前 2 小时禁水。

（3）按要求口服清洁剂清洗肠道，一般会在服药 2 小时内排干净，最后排出的大便为清水或黄水不带粪渣方可检查。

（4）术前禁食和肠道准备取决于患儿的年龄和操作时间。建议患儿操作前 6 ~ 8 小时禁食，2 ~ 4 小时禁液体。检查前遵医嘱服用电解质散，口服电解质散过程中建议患儿多走动或按摩腹部，增加胃肠道蠕动以便促进大便的排泄。便秘患儿需进行 2 天肠道准备，解尽大便，直到大便呈清水样。

（5）需签署镇痛、麻醉等知情同意书。

（6）胃肠镜检查后，需要等待咽部麻醉去除后才能进食、喝水，以防呛咳，为保险起见，多数要检查完 2 小时后才能进食、喝水。

（7）胃肠镜检查后，会有咽部不适或嗓子痛，一般 1～2 天自行缓解，也有长达 1 周咽痛者，嗓子痛较重时及时告知医护人员，给予相应处理。

（8）少数胃肠镜取活检或镜下治疗后会有迟发出血，多表现为大便发黑，出血量大者会呕出咖啡色物或血，也会有头晕、心慌等症状。

（9）检查完毕 2 小时后方能进少量水，可进食流质或半流质食物；若进行息肉摘除，4 小时后，可进食流质或半流质食物，2 周内避免干重体力活，减少运动，少食易引起胀气的食物，如牛奶、豆制品、卷心菜等。

（10）观察腹部、大便等情况，如有意外，应及时就诊。

Q：什么是钙卫蛋白？

粪便钙卫蛋白主要来源于嗜中性粒细胞的含钙蛋白，是一种较好的肠道炎性标志物，可作为特异性的肠道炎症动态监测指标。粪便中的钙卫蛋白含量高，理化性质稳定，分布均匀，用普通收集盒留取粪便后在常温下可保存 1 周。钙卫蛋白是溃疡性结

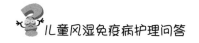

肠炎、克罗恩病的重要检测指标。

Q：如何留取钙卫蛋白的样本？

钙卫蛋白大便取样是指测粪钙卫蛋白取样。在医院领取采样容器，并且要将自己的个人信息贴于采样容器之上，以免出现粪便样本混淆的情况，采样时通常需要取新鲜粪便 5 ~ 20 g 于采样容器中，在采样的过程中尽量避免沾染其他的异物，如尿液等，以免粪便被污染，进而导致测量结果不准确，采样完成的样本在室温存放 24 小时后检查和立即检查两者具有很好的相关性，粪便在室温保存 1 周钙卫蛋白仍然保持相对稳定。

第 2 节 Blau 综合征

Q：什么是 Blau 综合征？

Blau 综合征（BS）又称儿童肉芽肿性关节炎，是一种罕见的常染色体显性遗传的自身炎症性疾病。以肉芽肿性皮疹、对称性肉芽肿性关节炎、反复发作的葡萄膜炎典型的三联征为临床表现，常于 5 岁以前发病。

Q：Blau 综合征与遗传有关吗？

Blau 综合征为常染色体显性遗传疾病，系 *NOD2* 基因突变所致。皮肤、滑膜或结膜活检的组织病理学改变存在滑膜增生，伴非干酪样改变的巨细胞肉芽肿。

Q：Blau 综合征有什么表现？

皮肤症状为 Blau 综合征最常见的首发症状。多为直径 5～7 mm 的圆形皮疹，呈淡粉红色、棕褐色或红色斑疹，多位于躯干，逐渐进展至颜面部、四肢。病初多伴脱屑，随病情进展可逐渐消退。下肢皮下结节是本病另一常见的皮损表现。少数患儿可有鱼鳞病、苔藓样糠疹、双腿溃疡等表现。

Blau 综合征患儿关节受累发生率高达 50%～90%，于皮疹出现后不久发生或两者同时发生。腕、踝、膝及近端指间关节等均可受累，多为对称性，表现为滑膜炎、腱鞘炎、滑膜增生，随时间进展可出现关节活动受限、关节挛缩等。

Blau 综合征患儿眼部受累发生率高达 60% ~ 80%，多为双侧且反复发作，表现为眼睛发红、眼痛、视物模糊、视力减退、眼前有黑影等，有继发角膜带状变性、青光眼、白内障、眼压增高等风险，重者甚至视力完全丧失。

Blau 综合征非特异性表现有发热、肝脾大、淋巴结肿大等。此外，该病还可合并多系统受累，如大血管炎、淋巴结病、唾液腺炎、肝脾肉芽肿样改变及肉芽肿性肾小管及肾间质肾炎等。

Q：得了 Blau 综合征，该怎么治疗？

现阶段针对 Blau 综合征的特异性治疗方案尚未完全确立。低剂量糖皮质激素有助于控制 Blau 综合征葡萄膜炎及关节症状；部分激素难治性患儿，可使用沙利度胺、免疫抑制剂（如甲氨蝶呤、硫唑嘌呤）抑制疾病活动度。目前生物制剂可能具有良好的治疗前景，可能改善 Blau 综合征患儿预后，对于激素联合免疫抑制剂治疗效果欠佳者，推荐应用肿瘤坏死因子（TNF-α 拮抗剂），包括英夫利西单抗、阿达木单抗及依那西普等。

Q：Blau 综合征的皮疹该如何护理？

保持皮肤湿润，避免由皮肤干燥引起的瘙痒。可使用维生素 A 乳膏涂抹全身或皮疹处，每日 2 次。沐浴后加强润肤霜的使用。

选用棉质、宽松、柔软的贴身衣物及床品，保持平整、干燥、洁净，避免床单、衣物摩擦刺激皮肤。修剪指甲，避免抓挠皮肤而引起皮损，增加感染的风险。

Q：Blau 综合征出现关节受累，应该注意什么？

急性期关节肿胀明显，日常活动严重受限时，以卧床为主，限制受累关节活动，使关节保持在功能位，避免跪坐、盘腿等姿势。可给予局部肌肉按摩，避免造成废用综合征及肌肉萎缩。

缓解期可定时进行关节的主动和被动训练，减轻关节炎局部症状。训练应渐进式进行，可先进行日常生活活动训练，如穿衣、吃饭、洗澡等，但要避免负重关节的负重性活动，如跳绳、提重物等，以免加重关节炎症状。

Q：Blau 综合征伴随葡萄膜炎该如何护理？

葡萄膜炎可继发角膜带状变性、青光眼、白内障，甚至视力完全丧失，因此对于眼睛的治疗和护理十分重要。散瞳是葡萄膜炎的重要治疗手段，但是散瞳后患儿常会出现心跳加速、面红、口干、视物模糊、发热等不适，家长不必过度紧张，休息片刻即可缓解。

散瞳的正确方法：让患儿头向后仰，眼球向上看，轻拉下眼睑，将散瞳药物点入下眼睑内靠外侧处，点完迅速轻轻压迫内眼角，持续按压 3 ~ 5 分钟，防止药液经泪道吸收过量而引起中毒。

日常生活还须注意眼部卫生，避免用手揉眼睛以减少眼部受损、感染的风险。当眼部受累影响视力时，做好安全措施，预防跌倒、坠床。光线的刺激会导致葡萄膜炎的症状加重，要减少光线对眼睛的刺激，外出时可选择遮光眼镜保护眼睛。定期去眼科随诊，必要时调整用药。

第 3 节　自身炎症性骨病

Q：什么是自身炎症性骨病？

自身炎症性骨病是一类以骨骼无菌性炎症为主要特征的自身炎症性疾病。该疾病的发病机制主要是由固有免疫系统缺陷或失调导致 NLRP3 炎性体过度激活，从而引发致病性破骨细胞的过度活化和骨转换增加。该组疾病包括单基因和多基因疾病。

Q：自身炎症性骨病有什么表现？

起病时表现为骨痛，可伴或不伴局部肿胀和发热，部分患儿出现囊性痤疮、慢性脓疱病、肠易激综合征、贫血、生长迟缓等。本病常反复发作和缓解交替出现，病程迁延。

Q：患儿出现关节痛怎么办？

如果关节疼痛持续存在，家长需要有意识地详细记录孩子疼痛的部位、持续时间，并仔细观察有无其他不适表现，如发热、皮疹、关节肿胀等，就医时带上记录，有利于医生判断病情。

疼痛剧烈时患肢制动，减轻骨、关节负荷，缓解期可进行适当功能锻炼。在医生的指导下可进行理疗或药物镇痛。

肢体功能锻炼注意循序渐进、长期规律坚持，最大限度地维持肌肉、关节的正常功能和柔韧性，促进局部血液循环，促进炎症消散，减轻疼痛，防止因疼痛不适引起的肌肉萎缩和失用。

Q：使用帕米膦酸二钠治疗时需要注意什么？

帕米膦酸二钠具有降低破骨细胞活性和抗炎作用，用于缓解疼痛和骨炎症。此药严禁静脉推注。用灭菌注射用水充分溶解后，稀释于不含钙的 0.9% 氯化钠注射液或 5% 葡萄糖注射液中，静脉缓慢滴注 4 小时以上，浓度不超过 15 mg/125 mL，滴速不得超过 30 mg/2 h。最常见的不良反应为无症状低钙血症、流感样症状（如全身不适、寒战、疲乏、颜面发红）和发热（体温升高 1 ~ 2 ℃），通常发生在滴注后 48 小时内。急性流感样症状反应通常见于首次治疗时，发热通常自行消失，无须治疗。

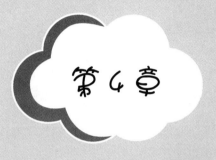

药物和其他护理

第 1 节　药物护理

Q：口服甲氨蝶呤和叶酸要注意什么？

甲氨蝶呤和叶酸是一种常用于治疗幼年特发性关节炎的药物组合，它们通常被用来减轻炎症和控制关节炎的症状。甲氨蝶呤是一种抗风湿药物，属于抗代谢类药物，它可以降低免疫系统的活性，减轻炎症和自身免疫反应，从而有助于控制幼年特发性关节炎的症状和减少关节损害。叶酸是 B 族维生素的一种，它在甲氨蝶呤治疗过程中通常与之配合使用。叶酸对于维持正常的细胞分裂和减少某些药物的不良影响非常重要。在甲氨蝶呤治疗期间，添加叶酸有助于减轻可能的不良反应，特别是造血系统的不良反应。使用过程中应注意下以几点。

（1）使用甲氨蝶呤常见不良反应有不同程度胃肠道反应、一过性转氨酶升高、胃炎、口腔溃疡、贫血和粒细胞减少等。服药期间需定时复查血常规、肝肾功能等。

（2）甲氨蝶呤是治疗关节炎首选的药物，患儿应严格遵医嘱服药，不可自行停药和减量。

（3）每周服药一次，服药时间固定，以饭后为宜，口服叶酸应与甲氨蝶呤间隔 24 小时以上（第 2 天同一时间），不要自己增加剂量以免影响甲氨蝶呤的治疗作用。

Q：布洛芬缓释胶囊能长期吃吗？

布洛芬缓释胶囊属非甾体抗炎药，用于缓解轻至中度疼痛，如头痛、关节痛、偏头痛、牙痛、肌肉痛、神经痛、痛经，也用于治疗普通感冒或流行性感冒引起的发热，使用过程中应注意以下事项。

（1）不宜长期或大量使用，用于止痛不得超过 5 天，用于解热不得超过 3 天，如症状不缓解，请咨询医生或药师。

（2）最好在餐中或餐后服用。

（3）必须整粒吞服，不得打开或溶解后服用，不得咀嚼或吮吸。

（4）不能同时服用其他解热镇痛药。

Q：服用糖皮质激素的相关注意事项有哪些？

服用糖皮质激素期间需严格遵照医嘱用量，不能擅自停药或减量，若突然停药或减量，可引起停药反应或反跳现象，甚至会出现严重不良反应。糖皮质激素的分泌具有昼夜节律性，其分泌的峰值一般在早上 7 时至 8 时，谷值则在午夜，所以最好在早上 7 时至 8 时服药（餐后），可以最大限度降低其不良反应、提高疗效。根据病情需要，糖皮质激素可选择晨起一次给药、隔日晨起给药或每日分次给药。服用糖皮质激素时要注意以下几点。

（1）停药反应：长期中或大剂量使用糖皮质激素时，减量过快或突然停药可出现肾上腺皮质功能减退样症状，轻者精神萎靡、乏力、食欲减退、关节肌肉疼痛；重者出现发热、恶心、呕吐、低血压等；危重者可发生肾上腺皮质危象，危及生命。

（2）反跳现象：在长期使用糖皮质激素时，减量过快或突然停药可使原发病复发或加重，此时应恢复糖皮质激素治疗并常需要加大剂量。

（3）口服时间：根据人体激素水平的生理曲线特征，凌晨0时至2时是激素水平的低谷，早上8时是激素水平的高峰，因此，我们尽可能将糖皮质激素安排在早上8时左右饭后顿服；若需餐前服用，可根据医嘱给予胃黏膜保护剂，保护胃黏膜，减少其恶心、反酸、嗳气等胃肠道反应。

（4）漏服药物的处理：每日服用1次的患儿，若当日发现错过服药时间，应立即补服，若次日才发现漏服，则不需要补服；每日服用2次或3次的患儿，若发现错过服药时间，应积极给予补服，且两餐之间至少间隔4小时；隔日服用1次的患儿，若当日或次日发现漏服，应立即补服，以后的服药时间按照补服的时间顺延。

（5）服用糖皮质激素患儿饥饿时的处理：饥饿感明显是由于药物促进了胃酸和胃蛋白酶的分泌，使食欲增加，进而促进消化，提高了日常能量代谢。当孩子饥饿感明显的时候，可给予一些低热量的食物，常见的有黄瓜、西红柿等。避免进食高脂肪、油炸等高热量食物。

（6）疫苗接种：长期使用糖皮质激素治疗会减弱机体固有的免疫系统防御能力，减少循环中T细胞和B细胞，降低疫苗诱导的免疫强度并缩短持续时间，接种活疫苗会增加细菌、真菌、病毒和不常见病原体的感染风险；灭活疫苗通常是安全的，在糖皮质激素治疗期间可以按照疫苗接种时间表进行疫苗接种。

Q：使用糖皮质激素常见的不良反应有哪些？不良反应日常应对措施主要有哪些？

由于疾病治疗需要长期口服糖皮质激素和免疫抑制剂，会引起肥胖、多毛、血压升高、真菌感染、骨质疏松等不良反应。在使用激素期间应注意以下几点。

（1）常规补充钙剂和维生素 D 以防止骨质疏松。

（2）防止各种感染特别是多重感染的发生。

（3）为减少对胃肠道的刺激，可在饭后服用或加用保护胃黏膜的药物。

（4）遵医嘱服药，不能自行增减或停药。

（5）避免去人群密集的地方，外出戴口罩，避免接触易感病原及疑似传染病者，勤洗手。

（6）病房和居室每日开窗通风，温湿度适宜，注意保暖。

（7）作息规律，不熬夜，避免情绪波动过大。

（8）养成自我保健意识，注意保持口腔、皮肤、会阴部等易感染部位的清洁卫生。

（9）避免患儿接触污染的食物和水，合理安排膳食，保证营养摄入。

Q：口服激素会影响长高吗？

口服激素，特别是类固醇类药物，常用于治疗儿童幼年特发性关节炎等风湿性疾病。虽然这些药物可以有效减轻炎症和控制疾病症状，但长期或高剂量使用可能对儿童的生长产生影响。

影响生长的主要因素之一是口服激素的剂量和疗程。通常情况下，短期低剂量的激素疗法不太可能对儿童的生长产生明显的影响。生长迟缓发生率随糖皮质激素累积使用时间的增加而增加，专科医生在治疗期间通常会密切监测患儿的生长情况，这包括定期测量身高、体重、骨密度，以及评估生长曲线。如果发现生长减缓，医生可能会考虑减少激素剂量或寻找其他治疗方法。口服激素期间，应注意以下几点。

（1）遵医嘱进行激素治疗，勿自行增减或停用药物，预防并发症的发生。遵医嘱补充钙剂及维生素D。

（2）在口服激素治疗期间，保持健康的饮食和适度的锻炼对于维持儿童的生长和骨骼健康非常重要。饮食应富含钙和维生素D，这有助于支持骨骼发育。

（3）定期监测儿童的身高、体重，一旦出现生长平缓甚至下降趋势，应尽早就医。

Q：口服糖皮质激素时应如何护理？

糖皮质激素可治疗多种疾病，一般用于抗炎、抗毒、抗休克和免疫抑制治疗。该药可以有多种给药途径，包括口服、肌内注射、静脉注射或静脉滴注等全身用药，以及吸入、鼻喷、局部注射、点滴和涂抹等局部用药。糖皮质激素可以对多个器官系统造成不良反应，具体如下。

（1）皮肤和外貌：皮肤变薄和瘀斑（最常见的不良反应）、痤疮、轻度多毛症、面部红斑和皮肤紫纹、类库欣综合征表现（水牛背和满月脸）和体重增加等。停药后多逐渐自行消失或减轻。

（2）眼：长期应用会增加白内障和青光眼的发生风险。还可能出现眼球突出和中心性浆液性脉络膜视网膜病变等罕见眼科并发症。应定期进行眼科检查，及早发现。

（3）心血管系统：激素长期应用所致的液体潴留和高脂血症可引起高血压和早发动脉粥样硬化性疾病。血栓栓塞性并发症（肺栓塞和深静脉血栓形成）的发生风险也增高。需定期完善血流动力学检查、凝血功能检查和血气分析，有助于早期发现异常，必要时可进行预防性抗凝治疗。

（4）消化系统：可诱发或加剧胃炎、胃和十二指肠溃疡，甚至导致消化道出血或穿孔，以及严重中毒性肝损伤。

（5）血液系统：糖皮质激素常导致白细胞计数增多，主要是中性粒细胞增多。使用期间应预防感染或感染加重。

（6）骨骼和肌肉：多见骨质疏松，严重者出现自发性骨折。高脂血症引起的血管栓塞会导致骨缺血性坏死（股骨头无菌性坏死）。遵医嘱补充钙和维生素 D，必要时加用抗骨质疏松药物。注意采取措施防跌倒，定期进行风险评估，早期规范防治。

（7）内分泌和代谢：应用糖皮质激素会引发糖代谢紊乱造成糖耐量受损或糖尿病。使用激素期间应监测电解质、血糖和血脂等，应注意撤药方法，避免减量过快或突然停用。

（8）神经精神症状：包括睡眠紊乱、谵妄、意识模糊或定向障碍等神经症状和情绪不稳、轻躁狂、抑郁等精神病性症状。

（9）免疫系统：长期应用该药易造成感染，如常见的金黄色葡萄球菌、病毒和真菌感染，以及结核分枝杆菌等不常见病原体感染。可根据医嘱通过局部给药、隔日给药和预防感染等措施以

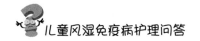

降低感染风险。

（10）口服激素期间可接种灭活疫苗，包括新冠病毒的灭活疫苗。

Q：如何护理口服硫酸羟氯喹的患儿？

硫酸羟氯喹被认为是治疗系统性红斑狼疮的一线药物，其疗效温和，可降低疾病的活动度，通常需要服用几周才能起效。需在医生的指导下使用，按照医生给出的剂量和用药时间进行服用。服药期间应注意以下内容。

（1）药物应随餐服用，或在服药的同时服用牛奶，可减轻腹痛、恶心、呕吐等消化道症状。

（2）初次服用硫酸羟氯喹前应完成视觉检查，包括视敏度、中心视野、色觉和眼底检查等。此后，应每年至少检查一次，尤其是用药 5 年后。

（3）视觉损害是该药最常见的不良反应，患儿可出现畏光、视物模糊、视力下降等，眼科专业检测可发现视网膜色素沉着、黄斑病变、角膜混浊等。定期行眼科检查非常重要，同时应记录服用硫酸羟氯喹的时间，每隔 3 ～ 6 个月要进行眼底和视野的筛查。服药过程中出现了视物模糊或者视野缺损等眼部不适，及时就诊。

（4）药疹和皮疹是最常见的皮肤影响，其次是皮肤色素沉着、瘙痒、脓包病、Stevens-Johnson 综合征。服药期间尽量避免日光照射，发现皮肤异常或不适及时就医。

（5）其他不良反应包括头痛、头晕、眩晕、耳鸣、心律不齐等。

（6）避免与其他药物发生相互作用：羟氯喹可能与某些药物发生相互作用，如抗凝血药物、抗癫痫药物等。在使用羟氯喹之前，应告知医生正在使用的其他药物，以避免发生药物相互作用。

（7）注意过敏反应：对羟氯喹过敏的患儿应避免使用该药物。如果出现过敏反应，如皮疹、呼吸困难、喉咙肿胀等，请立即就医。

Q：口服马来酸依那普利片的主要不良反应和注意事项是什么？

马来酸依那普利片用于治疗各期原发性高血压、肾血管性高血压及各级心力衰竭。马来酸依那普利片的吸收不受食物的影响，因此餐前、餐中或餐后服用均可。应储存在温度低于 25 ℃的环境下；允许温度在 15 ~ 30 ℃的范围波动；保持容器密闭、防潮。口服马来酸依那普利片期间可出现以下不良反应。

（1）血管神经性水肿：治疗期间的任何时候都可能发生血管神经性水肿，包括喉头水肿，面部、四肢、眼睛、嘴唇、舌头肿胀、吞咽或呼吸困难，应及时就诊。

（2）低血压：患儿如果发生头晕或出汗、脱水过多、呕吐、腹泻等应遵医嘱停药。

（3）高钾血症：不要使用或口服含钾的替代品。

（4）中性粒细胞减少：密切观察患儿有无咽喉痛、发热等，及时就医。

口服该药期间应注意：定期监测患儿白细胞计数和肾功能；

遗传性或特发性血管神经性水肿患儿禁用；在使用或换用沙库巴曲缬沙坦／缬沙坦后 36 小时内禁用。

Q：风湿热患儿口服阿司匹林要注意什么？

（1）阿司匹林应遵医嘱规律服用，建议每天固定时间服药，避免漏服。

（2）阿司匹林分非肠溶剂型和肠溶剂型。风湿性疾病多选用肠溶剂型。肠溶片外层为抗酸包衣，在小肠的碱性环境才释放吸收，建议空腹整片吞服，缩短胃内停留时间，提高生物利用率。如婴幼儿不能整粒吞服（切开或磨碎时），建议饭后服用，以减少对胃的刺激。

（3）常见不良反应包括鼻出血、胃肠道出血、消化道溃疡、皮下出血，严重葡萄糖 -6- 磷酸脱氢酶缺乏症患儿可出现溶血和溶血性贫血。

（4）长期口服阿司匹林患儿如出现流感、水痘症状，或者密切接触流感或水痘患者需及时停用阿司匹林 2 周，用氯吡格雷替代，长期口服阿司匹林患儿在流感高发季节可注射流感疫苗。

（5）阿司匹林引起的胃肠道反应主要表现为恶心、呕吐、上腹部不适或疼痛，停药后可消失。消化道溃疡患儿避免使用。

（6）可引起肝功能损害和出血，服药期间重点观察身上有无出血点、瘀点、瘀斑等，定期复测血小板计数和出血凝血功能。

（7）可引起过敏反应，表现为哮喘、荨麻疹、血管神经性水肿或休克。哮喘患儿不宜使用。

Q：如何将片剂药物分成 1/2 片或 1/4 片？

一些片剂上有一字或十字刻痕，对于 1/2 片或 1/4 片这样的医嘱，可选择直接用手掰分片剂。而对于无刻痕或体积较小的药片，可借助工具，如剪刀、刀具或分药器等，分药器一般带有可固定药片的卡槽，相对较容易操作；也可使用磨粉分包，如利用研钵或带有研磨功能的分药器进行分包。

Q：口服福辛普利的患儿应如何护理？

福辛普利用于治疗高血压和心力衰竭，餐前、餐中或餐后服用均可，应存放在 20 ~ 25 ℃环境中，保持瓶子密闭以防潮。其最常见的不良反应是头晕、咳嗽、上呼吸道症状、恶心或呕吐、腹泻和腹痛、心悸或胸痛、皮疹或瘙痒、骨骼肌疼痛或感觉异常、疲劳和味觉障碍。口服过程中应密切关注以下几点。

（1）血管性水肿：出现肢体、脸、舌等水肿时，应停药，必要时应立即紧急处理。

（2）咳嗽：持续性的干咳，在停药后消失。

（3）低血压：一般在首次剂量时发生，患儿躺下后症状即可减轻，一旦患儿血压稳定，暂时的低血压偶发事件不作为继续治疗的禁忌证。

（4）肾功能损伤：已患充血性心力衰竭、肾血管性高血压（特别是肾动脉狭窄）和任何原因引起的水或盐耗竭的患儿用该类药物治疗时，有增加发生肾功能障碍的危险，包括血尿素氮升高、血清肌酐和钾升高、蛋白尿、尿容量改变（包括尿过少 / 无尿）

和尿分析结果异常。利尿药和/或福辛普拉的剂量应减少或停止使用。

（5）特异性反应：使用该类药物治疗的患儿可能会出现血管性水肿，包括肢体、脸、唇、黏膜、舌、声门或喉，如治疗中出现这样的症状，应停止治疗。

（6）肝功能：出现黄疸或转氨酶明显升高的患儿应该遵医嘱停用。

（7）高钾血症：对肾功能不全、糖尿病患儿和合并应用保钾利尿药、补钾剂和/或含钾盐制剂的患儿均有发展为高钾血症的危险。

（8）中性粒细胞减少症：偶尔会引起粒细胞减少和骨髓抑制，常见于肾功能不全的患儿，特别是当患儿患有胶原性血管疾病（如系统性红斑狼疮或硬皮病）时。

Q：口服秋水仙碱有什么不良反应？如何预防？

秋水仙碱可以改善结节红斑和口腔溃疡，但是在治疗的同时也有一些不良反应，主要包括以下几点。

（1）骨髓毒性反应：对骨髓的造血功能有抑制作用，导致白细胞减少、再生障碍性贫血等。

（2）消化道反应：恶心、食欲减退、呕吐、腹部不舒适感及腹泻。

（3）肝脏损害：肝功能异常，发生黄疸。

（4）肾脏损害：蛋白尿现象，可出现泡沫尿。

（5）其他：脱发、皮肤过敏、精神抑郁。

以上不良反应的发生，一方面与用药的剂量有关，剂量越大，发生的可能性越大；另一方面也与每个人对药物的敏感性有关。为了预防这些不良反应的发生，必须注意以下几点。

（1）遵医嘱使用药物，不得随意增减药量。关节炎的发作一旦控制后，遵医嘱立即停药。

（2）用药前及用药期间应定期检查肝功能。

（3）用药期间应检查血常规。

（4）为避免胃肠道反应，可在饭后立即服药或服药前吃少量食物。

Q：沙利度胺有什么不良反应？

沙利度胺有利于改善口腔溃疡和生殖器溃疡，常见的不良反应有口鼻黏膜干燥、倦怠、嗜睡、眩晕、皮疹、便秘、恶心、腹痛、面部水肿，可能会引起多发性神经炎、过敏反应等。对胎儿有严重的致畸性。

Q：使用伏立康唑应注意什么？

侵袭性真菌感染是慢性肉芽肿病患儿死亡的主要原因，最常影响肺部，曲霉菌感染最常见。

伏立康唑是一种广谱、强效的抗真菌药物，主要用于治疗侵袭性曲霉病、对氟康唑耐药的念珠菌引起的严重侵袭性感染。该药需在医生的严密监控下通过静脉输注治疗，有明显改善后才考虑口服，所以出院回家后应继续口服。

（1）伏立康唑片应该在饭前 1 小时或者饭后 1 小时后服用，

可以促进药物吸收，如果与食物一起服用，特别是高脂肪饮食会影响其吸收。

（2）伏立康唑可能会引起视觉障碍，出现视觉改变、视物模糊、色觉改变、畏光等症状。如果连续服用超过 28 天，需要检查视觉功能。

（3）伏立康唑可能会引起肝功能损伤，用药前和治疗过程中需常规监测肝功能，以防发生更严重的肝脏损伤。

（4）服用伏立康唑会导致皮肤发生光过敏反应，在治疗期间应避免强烈或长时间的日光直射，并且适当使用防晒服和防晒霜等。

Q：使用抗结核药如何护理？

慢性肉芽肿病患儿中较常见卡介苗感染和肺结核病，有研究表明该疾病患儿结核分枝杆菌感染发生率较正常人群高 170 倍。常用抗结核药物有利福平、异烟肼、吡嗪酰胺、乙胺丁醇等。一般采用一日一次、空腹顿服的方式（在餐前 1 ~ 2 小时，将一天的药物一次服用）。空腹服用有利于药物的吸收，且有利于增加药物浓度在血液中的维持时间。

（1）应用抗结核药物常见的不良反应有胃肠道反应、肝损害、关节损害、神经系统损害、过敏反应等。

（2）应用抗结核药的原则是早期、联合、全程、规范、适量。

（3）避免受凉及劳累，按时服药，切勿自行调整及增减药物。

（4）每月一次到结核科门诊复诊，监测血常规、肝肾功能等，确认治疗效果和排除不良反应。

（5）服药后如果出现恶心或呕吐、转氨酶升高、黄疸及寒战、肌肉酸痛等流感样症状时及时就医。

（6）服用利福平后尿、唾液、汗液等排泄物均可显橘红色，此现象为服药后尿液染色所致，为轻微药物不良反应，不必担忧。

（7）有精神病、癫痫病史及严重肾功能损害的患儿谨慎使用异烟肼。

（8）乙胺丁醇大多数会导致视物模糊、眼痛、红绿色盲或视力减退、视野缩小，治疗期间应注意眼部监测，包括视野、视力、红绿鉴别力，在用药前、治疗中每日检查一次，尤其是疗程长、每日应用剂量超过 15 mg/kg 的患儿。

（9）乙胺丁醇会导致血清尿酸浓度增高，引起痛风，治疗期间应相关指标监测。口服乙胺丁醇后如出现胃肠道反应，可与食物同服。

（10）口服吡嗪酰胺可能会出现关节痛（高尿酸血症引起），应进行血清尿酸测定。

Q：如何正确服用硝苯地平缓释片？

硝苯地平缓释片用于治疗各种类型的高血压及心绞痛。该药应整片吞服，不得掰开、咀嚼、压碎；30 ℃以下密封遮光保存。口服该药过程中应关注以下几点。

（1）应长期服药，不能随意停药，不得擅自调整剂量，每日规律服用。

（2）定期监测血压，警惕发生低血压。

（3）用药期间出现面部潮红、心悸、踝部水肿等不适，请咨询医生或药师。

（4）严重主动脉瓣狭窄、肝肾功能不全患儿慎用。

（5）常见不良反应：低血压、心悸、外周水肿、脸红、恶心、头晕、头痛、咳嗽、呼吸困难、焦虑、紧张等。

（6）严重不良反应：心肌梗死、室性心律失常、消化道梗阻、消化道溃疡、再生障碍性贫血等。

Q：口服缬沙坦胶囊时应注意什么？

缬沙坦胶囊用于治疗轻、中度原发性高血压。该药应进餐时或空腹服用，每天一次，每天同一时间服用；30 ℃以下密封遮光保存。其常见的不良反应有头痛、头晕、背痛、关节痛、腹泻等。服用该药过程中应注意以下事项。

（1）服用过程中出现头重脚轻或眩晕，手、脚或脚踝肿胀，不明原因的体重增加，皮疹，瘙痒，脸部、嘴唇、舌头肿大，以及呼吸困难等症状，要立即就医。

（2）要注意监测用药后的反应，定期复诊，肾功能损害或者糖尿病患儿需要定期到医院进行血液检查。

（3）服药后要注意缓慢起身，避免剧烈活动，感到头重脚轻、眩晕或症状加重等异常要及时就医。

（4）大量流汗、严重腹泻、呕吐容易引起低血压，出现眩晕等不良反应，要注意预防，适当补充水分。

（5）病情好转或没有明显的高血压症状的情况下，没有医生指导，不能擅自停药或减量。

Q：口服枸橼酸托法替布时应如何护理？

枸橼酸托法替布片用于甲氨蝶呤疗效不足或对其无法耐受的中度至重度活动性幼年特发性关节炎。其可与甲氨蝶呤或其他改变病情的抗风湿药物联合使用，可于饭前、中、后应用。口服该药过程中注意事项如下。

（1）严重活动性感染患儿，包括局部感染患儿避免服用托法替布片。

（2）服用前应进行病毒性肝炎筛查。

（3）最常见的不良反应有严重感染，包括肺炎、蜂窝织炎、鼻咽炎、上呼吸道感染、下呼吸道感染、带状疱疹病毒再激活、尿路感染、机会性感染（带状疱疹、食管念珠菌、肺孢子菌、巨细胞病毒和隐球菌感染）。

（4）其他不良反应：胃肠道反应、结肠穿孔；血清肌酐水平和转氨酶升高、血脂异常；血红蛋白值在治疗期间先降低，然后缓慢升高；静脉血栓栓塞、肺血栓栓塞；水肿、头痛、呼吸困难、恶性肿瘤等。

Q：居家口服华法林应如何护理？

抗磷脂抗体综合征是一种以反复动脉或静脉系统血栓形成为特征的自身免疫性疾病。维生素 K 拮抗剂（华法林）目前是血栓性抗磷脂抗体综合征的标准治疗药物。

华法林是一种口服抗凝血药物，也称为"血液稀释剂"，使用华法林有较高的出血风险，因此应重点观察出血征象。其常见的不良反应有出血、栓塞。口服期间应多关注患儿有无活动性出血表现，如眼结膜、鼻子、牙龈等有没有出血症状；皮肤是否有瘀斑；有没有出现咯血、呕血；尿液是否呈粉红色、红色或深褐色，大便是否呈黑色，有无月经量增多或非经期阴道流血等症状，一旦有出血症状应及时就医。服用华法林者日常生活中应注意以下几点。

（1）刷牙时使用软毛刷，尽量避免使用牙签，小心使用指甲刀，使用利器时应小心，注意减少跌倒、磕碰的风险。

（2）如漏服华法林，可在4小时内补服，一旦超过4小时，停用当天华法林，第2天按照医生定下来的剂量正常用药，不要因为漏服药而自行增加药量。如果连续2次或2次以上漏服华法林要及时联系医生看是否需要调整剂量。

（3）有严重出血倾向、血友病、血小板减少性紫癜、严重肝肾疾病、活动性消化性溃疡、脑或脊髓及眼科手术后等患儿禁止服用华法林。

（4）避免食用影响华法林药效的食物：服用华法林后维生素K环氧化物还原酶复合物的活性受抑制，其环氧化物的转化也受影响，从而间接抑制凝血因子的活化，产生抗凝效果，因此富含维生素K的食物及维生素K含量少的食物均会影响华法林的药效，应避免食用。富含维生素K的食物包括菠菜、油麦菜、莴苣、猪肝、橄榄油、西兰花等；维生素K含量少的食物包括黄瓜、生姜、大蒜、茄子、西葫芦、葡萄、芒果、柚子等。

（5）注意避免药物相互作用：部分药物与华法林同时使用能增加华法林作用，常见的包括阿莫西林、阿奇霉素、水合氯醛、头孢哌酮、奥美拉唑等；部分药物与华法林同时使用会降低华法林作用，常见的包括维生素 K、利巴韦林、螺内酯、苯巴比妥等。

Q：如何正确服用维生素 D 滴剂？

维生素 D 是一种脂溶性维生素，它在人体中起着关键的生理作用。首先，它有助于维持骨骼的健康，促进钙和磷的吸收，以及骨骼的钙化过程；其次，维生素 D 还参与免疫系统的调节，有助于抵抗感染和炎症；同时，维生素 D 还可能与心血管健康、神经系统和肌肉功能等方面有关；最后，维生素 D 可以调节神经递质的合成和释放，改善情绪和认知，缓解抑郁和焦虑。维生素 D 可以通过晒太阳或从食物、补充剂中获取，但是由于现代人的生活方式、饮食习惯和某些疾病的影响，很多人都存在维生素 D 的不足或缺乏。保持适当的维生素 D 摄入量是维护健康的重要一环。

食物中维生素 D 的含量不高，通过饮食补充维生素 D 难以达到推荐摄入量。因此，除了多吃一些富含维生素 D 的食物，如鱼类、肝脏、蛋黄等，还需要适当地服用维生素 D 的补充剂。

（1）维生素 D 是一种脂溶性维生素，与脂肪一起被肠壁吸收。因此，在服用维生素 D 的补充剂时，最好是在饭后或者与含有一定油脂的食物一起服用，这样可以提高维生素 D 的吸收率。

（2）维生素 D 的补充剂有不同的剂型和规格，如胶囊、滴剂、咀嚼片等。在选择维生素 D 补充剂时，应根据孩子的年龄、体重、饮食习惯、日照情况等因素，选择合适的剂型和规格，并按照说明书或医嘱服用。

（3）维生素 D 与钙剂同服时可促进钙吸收。

（4）应严格遵医嘱服用，服量过大可引起高钙血症，即血液中钙的浓度过高。高钙血症会导致恶心、呕吐、食欲减退、口渴、多尿、便秘、腹痛、肌肉无力、心律失常等症状。

（5）维生素 D 常用的有胶囊型和滴剂型两种。软胶囊：将尖端在热水中浸泡 30 秒或使用剪刀剪开，滴入口中，大点的孩子可以直接嚼服。滴剂：配有滴管，通常每次一滴。

Q：高 IgE 患儿口服伊曲康唑口服液时应注意什么？

高 IgE 综合征患儿有肺部真菌性感染的表现，可使用伊曲康唑口服液治疗真菌感染。伊曲康唑口服液属抗真菌药，主要适用于真菌性结膜炎和口腔念珠菌感染、阴道念珠菌感染、深部真菌感染、系统性念珠菌病、曲霉菌病等，用药期间应注意以下事项。

（1）为达到最佳吸收效果，不可以与食物同服，服药后 1 小时内不要进食。

（2）若因口腔或食管念珠菌感染使用该药物，可先漱口 20 秒再咽下。

（3）有心室功能障碍者（充血性心力衰竭或有充血性心力衰竭病史患儿）不可以使用伊曲康唑（危及生命或者严重感染等情况除外）。

（4）观察该药物不良反应，适时就医：头晕、头痛、呼吸困难、咳嗽、腹部不适、发热、皮疹等，严重时可出现心力衰竭、肺水肿等严重过敏反应。

Q：高 IgE 患儿使用氟康唑时应注意什么？

高 IgE 综合征患儿会有严重的真菌、细菌或病毒感染，真菌感染常见于慢性皮肤黏膜念珠菌病，其次可见于甲真菌病及口腔、阴道鹅口疮。口服抗真菌药物（如氟康唑），一般都是有效的控制感染的措施，必要时可预防性用药。

氟康唑主要用于治疗口咽部和食管念珠菌感染，在使用该药物期间应注意以下事项。

（1）常见的不良反应有头痛、腹痛、腹泻、恶心、呕吐，用药期间需要密切关注。

（2）用药期间谷丙转氨酶升高、谷草转氨酶升高、血清碱性磷酸酶升高和出现皮疹，需要监测肝功能。

Q：注射奥马珠单抗需要注意什么？

（1）奥马珠单抗 4 周给药一次，给药途径仅推荐皮下注射，禁止静脉注射或肌内注射。通常选择上臂的三角肌区、大腿前侧，避开皮肤有破损、红斑、硬结等部位。

（2）奥马珠单抗目前有冻干粉制剂（每支 150 mg）、预充式注射剂［150 mg（1 mL）］两种剂型。预冻干制剂需要灭菌注射，用水配制后应立即使用，如果不能立即使用，需在 2 ~ 8℃条件下保存（不可超过 8 小时），不可冷冻。

（3）治疗的过程中也可能会出现Ⅰ型局部或全身的变态反应（过敏反应和过敏性休克），大部分反应发生在第一次注射和后续注射的 2 小时内。因此使用前需准备治疗过敏反应的药品，并密切观察有无过敏迹象，发现问题及时就诊。

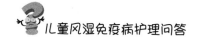

（4）对于多次注射药物的患儿应注意每次更换注射部位，减少注射部位不良反应的发生。

Q：关节炎患儿注射阿达木单抗有哪些注意事项？

阿达木单抗注射液是全球首个获批上市的全人源化肿瘤坏死因子-α（TNF-α）单克隆抗体，可有效阻断 TNF-α 的致炎作用，达到治疗关节炎的目的。单次使用的玻璃预填充注射器有20 mg 和 40 mg 两种规格。

（1）注射前应排除感染风险，如是否有呼吸道感染、皮肤感染、尿路感染等。尤其是隐匿性强、具有传染性的疾病，可通过完善结核菌素试验、T-SPOT 及胸部 CT 排除结核分枝杆菌感染；通过乙型肝炎两对半、丙型肝炎病毒抗体检测来判断是否存在乙型肝炎、丙型肝炎。

（2）注射前在室温下放置 15 ~ 30 分钟。仔细检查注射液有无颗粒物或变色。如发现有颗粒物或变色，则不要使用。

（3）注射部位选择：大腿前部或下腹部。每次注射尽量选择不同的注射部位，避开瘀青、硬结、疼痛、红肿、瘢痕或银屑病皮损区域。

（4）注射部位反应：红斑、瘙痒、出血、疼痛或肿胀。

（5）常见不良反应：感染（上下呼吸道感染、咽炎、鼻窦炎、肺炎等）、头痛、骨骼肌肉疼痛等。

（6）严重不良反应：严重或威胁生命的感染（脓毒症、活动性结核病、侵袭性真菌感染、乙型肝炎复发）及肿瘤（包括白血病、淋巴瘤等）。

（7）严重血液系统反应：白细胞减少症、血小板减少症、再生障碍性贫血、自身免疫性反应事件（超敏反应、狼疮样综合征）。

（8）用药期间不接种活疫苗。

Q：口服吗替麦考酚酯需要注意什么？

吗替麦考酚酯是一种免疫抑制剂，主要用于预防和治疗器官移植后的排斥反应，以及一些自身免疫性疾病，如系统性红斑狼疮、血管炎、皮肌炎等。其作用机制是抑制细胞增殖的关键酶——次黄嘌呤单核苷酸脱氢酶，从而阻断嘌呤核苷酸的合成，导致 B 细胞和 T 细胞的增殖受到抑制。

吗替麦考酚酯的优点是具有较低的毒性和较好的耐受性，无肾毒性，不会引起高血压、高脂血症等，也不会增加感染和肿瘤的风险；缺点是容易引起消化道反应，如腹泻、恶心、呕吐等，以及造血系统抑制，如白细胞减少、贫血等。专科医生会根据不同的病情和个体差异对用法用量进行调整。服用该药应注意以下几点。

（1）每日两次空腹服用（饭前 1 小时或饭后 2 小时服用，以减少食物对其血药浓度的影响）并且整粒吞服（禁止压碎）。该药可能会出现恶心、呕吐等胃肠道反应，如出现胃肠道出血、严重腹泻等情况需要立即就诊。

（2）两次服药的时间间隔为 12 小时，建议固定时间服用（如早上 8 时和晚上 8 时）。如果忘记服药，应尽快补服，但是如果距离下次服药时间不足 4 小时，则应跳过本次服药，避免过量服用。

（3）可能会出现白细胞减少、贫血等，需按照医生建议定期监测血常规。

（4）用药期间应注意预防感染，少去人多的地方，出门戴口罩，注意孩子的个人卫生。保持良好的生活习惯和饮食结构，增强体质和抵抗力。避免接触有感染性疾病的人或动物。定期检查口腔、皮肤、泌尿系统等有无感染。及时处理创伤和炎症。

（5）服药期间，应避免接种活疫苗，接种其他疫苗后效果可能会减弱。家长需了解哪些是活疫苗（如卡介苗、水痘疫苗、轮状病毒疫苗等）、哪些是非活疫苗（如乙型肝炎疫苗、流感疫苗、百白破疫苗等），并且在接种任何疫苗前都要咨询医生。

（6）严格按照医生建议服药，切不可擅自增加、减少或停止服药。

Q：口服氯雷他定糖浆有什么不良反应及注意事项？

氯雷他定糖浆用于缓解过敏性鼻炎有关的症状，如喷嚏、流涕、鼻塞、眼部痒及烧灼感。口服该药后，鼻和眼部症状及体征可得以迅速缓解。还用于减轻慢性荨麻疹、瘙痒性皮肤病及其他过敏性皮肤病的症状及体征。

氯雷他定糖浆口服过程中可出现以下不良反应。

（1）常见不良反应：乏力、头痛、嗜睡、口干、恶心、胃炎及新发皮疹及瘙痒。

（2）罕见不良反应：脱发、过敏反应、肝功能异常、心动过速、心悸及头晕。

服用该药的注意事项如下。

（1）在做皮试前告知医生服用此药，服药期间，在做皮试前约 48 小时应中止用药，因为抗组胺药能阻止或减少皮试阳性的发生。

（2）服药后不要立即喝水。

（3）服药后可能出现嗜睡、心跳加快、头痛等反应，情况严重时应及时就医。

Q：口服马来酸氯苯那敏片有什么不良反应及注意事项？

马来酸氯苯那敏具有抗过敏的作用，主要用于过敏性疾病，包括皮肤过敏（如荨麻疹、湿疹、皮炎、皮肤瘙痒、虫咬症）、鼻炎、鼻充血及药物或食物过敏。

用药过程中可出现以下不良反应。

（1）消化系统：服药后可出现食欲减退、恶心、上腹不适感或胃痛等不良反应。

（2）泌尿系统：过量服用时可出现排尿困难、尿痛等症状。

（3）精神症状：主要表现为烦躁，过量服用时可出现先中枢抑制，后中枢兴奋症状，甚至可导致抽搐、惊厥等表现。儿童易出现焦虑、入睡困难和神经过敏等症状。

（4）有些人服药后还可出现胸闷、口鼻黏膜干燥、痰黏稠、咽喉痛、疲劳、虚弱感、心悸或皮肤瘀斑、出血倾向等表现。

（5）药物过量出现中毒表现：瞳孔散大、面色潮红、出现幻觉、兴奋、共济失调、惊厥，最后出现昏迷、心脏及呼吸衰竭而死亡。

服用该药的注意事项如下。

（1）请完整吞服缓释胶囊，不要掰开、咀嚼或碾碎，以避免毒副作用。

（2）用药期间饮用含有酒精的饮料可能增加氯苯那敏的中枢抑制作用（如困倦、嗜睡）。

（3）氯苯那敏可能引起困倦、嗜睡。

（4）为避免抗组胺成分过量，用药期间不要服用其他含有抗组胺成分的感冒药。

Q：风湿免疫性疾病患儿口服双嘧达莫片时应注意什么？

双嘧达莫片用于抗血小板聚集，预防血栓形成，应饭前服用；常见的不良反应有头晕、头痛、呕吐、腹泻、脸红、皮疹和瘙痒。口服该药期间应注意以下几点。

（1）双嘧达莫片与其他抗凝剂、抗血小板聚集剂、溶栓剂合用时应密切观察有无出血倾向。

（2）应定期检查血小板功能并进行计数检查。

Q：在输注人免疫球蛋白时应注意观察什么？

在输注人免疫球蛋白时应注意：免疫球蛋白保存在 2～8 ℃的冰箱内，使用前应在常温下放置 10～20 分钟后再使用，若出现混浊，有摇不散的沉淀，或玻璃瓶有裂纹、过期失效均不可使用此药。输注起始半小时速度不宜过快，密切观察有无精神萎靡、嗜睡、发热、寒战、脸红、头痛、肌痛、背痛、关节痛、皮疹、恶心、呕吐等不良反应。人免疫球蛋白为高渗出性药物，应观察穿刺点情况，防外渗，严格观察输注部位有无疼痛、肿胀，年幼儿局部触诊有无哭闹。

Q：使用人免疫球蛋白后影响打疫苗吗？

人免疫球蛋白使用者是否可以接种疫苗，主要与人免疫球蛋白是否含有该疫苗所预防病原的抗体，以及人免疫球蛋白的剂量和半衰期有关。川崎病患儿接受大剂量（2 g/kg）人免疫球蛋白后，含麻疹、腮腺炎的疫苗应推迟在接受人免疫球蛋白的 8 ~ 9 个月后进行；除含有麻疹成分疫苗以外的其他疫苗，如乙型肝炎疫苗、甲型肝炎疫苗、百白破疫苗、乙型脑炎疫苗、卡介苗等可以接种。

Q：输注依托泊苷时的注意事项有哪些？

依托泊苷是一种化疗药物，有时被用于巨噬细胞活化综合征的治疗。它可以帮助减少异常活化的免疫细胞，但它的使用通常限于严重情况，且需要医生的严密监控。依托泊苷通常与糖皮质激素一同使用。

（1）该药通过静脉输注，输注时间不少于 30 ~ 60 分钟。

（2）输注依托泊苷时，患儿应以清淡易消化的食物为主，在输注前 2 ~ 3 小时进餐，尽量减少患儿呕吐症状。

（3）依托泊苷的不良反应包括骨髓抑制、感染风险增加、肝功能及肾功能异常、食欲减退、恶心、呕吐、口腔炎等，用药期间应注意监测血常规、肝功能、肾功能及尿量等。

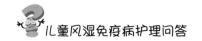

Q：怎样应对环磷酰胺的不良反应？

环磷酰胺相关的不良反应包括胃肠道不良反应（如腹痛、呕吐）、肝损伤、骨髓抑制、生殖毒性、心脏毒性、感染等。儿童应重点关注骨髓抑制。骨髓抑制在用药后 10 ~ 14 天较明显，以白细胞减少为主，淋巴细胞和血小板也可减少，而血红蛋白减少较为少见。环磷酰胺还会导致出血性膀胱炎，用药期间需监测白细胞数量和尿常规。

（1）环磷酰胺冲击治疗前可以给予止吐治疗，但仍有部分患儿可出现恶心、呕吐等胃肠道反应，冲击治疗期间应少食多餐，进食易消化、清淡食物，可使用柠檬或橘皮来缓解症状。

（2）使用环磷酰胺可出现出血性膀胱炎，因此在冲击治疗期间需多饮水，同时给予水化，观察并记录患儿的尿量及尿色，发现血尿或少尿时及时通知医生。

（3）冲击治疗过程中应密切观察穿刺部位，避免出现药物渗出，若出现红肿、疼痛应立即更换穿刺部位，并积极给予局部处理，避免发生局部坏死。

（4）环磷酰胺可致骨髓抑制，应积极预防感染的发生，如限制人员探视、防止交叉感染、加强个人卫生（如皮肤及口腔的护理）。

（5）长期进行环磷酰胺冲击治疗的患儿可出现脱发（停药后毛发可再生，甚至部分患儿在治疗过程中即可再生），青春期患儿可出现月经紊乱，需加强患儿心理护理，嘱其不必过于担心。

Q：度普利尤单抗该如何使用？

随着对特应性皮炎炎症反应及瘙痒形成机制的认识加深，越来越多针对免疫和神经通路的治疗药物开始用于临床。度普利尤单抗在我国已批准用于治疗 6 岁以上的儿童或青少年中重度特应性皮炎。

目前市场上有 200 mg（1.14 mL）、300 mg（2 mL）两种规格，为带有针头防护装置的一次性预充式注射器。药液为透明无色或浅黄色溶液，无颗粒，需于 2 ~ 8 ℃避光、密封储存。运输过程注射器保存在包装盒内，如有特殊需要，可在 < 25 ℃条件下避光保存 14 天，但是如果 14 天内没有使用或者储存温度超过 25 ℃应丢弃。其主要不良反应包括结膜炎和注射部位反应。

建议前往医疗卫生机构接受正确使用注射器的培训后，方可自行或给他人注射本品。该药具体使用流程如下。

（1）使用前用物准备：度普利尤单抗预充式注射器、酒精棉片（酒精棉签）、无菌棉球或纱布、防刺穿容器等。检查药品有效期、药品规格剂量是否正确。通过注射器的观察窗检查液体是否为透明无色至浅黄色，将注射器至于平坦表面，使其自然达到室温，200 mg（1.14 mL）至少等待 30 分钟，300 mg（2 mL）至少等待 45 分钟。如果超过药品有效期、药品出现混浊、变色、存在颗粒或注射器损坏请丢弃处理，使用新的度普利尤单抗预充式注射器。

（2）注射部位：可选择上臂、大腿、腹部（肚脐周围 5 cm 范围外的区域），避开脆弱、损伤或瘀伤、瘢痕皮肤，每次注射轮换注射部位。

（3）具体实施步骤：操作者清洗双手后用酒精棉片清洁注射部位；待皮肤干燥后手持注射器中部，针头置于背离操作者的方向，拔下针帽后，在注射部位捏起一道皮肤，针头以45°完全插入捏起的皮肤处，后放松捏起的部位，将柱塞杆缓慢匀速向下推，直至将注射器排空；松开拇指释放柱塞杆，直至针头防护装置包裹针头，方可从注射部位取下注射器。若出血，可用棉球或纱布轻轻按压注射部位。使用后将注射器和针帽置于防穿刺容器中。

Q：卡那单抗注射液该如何使用？

卡那单抗注射液规格为每支 150 mg，为白色粉末状，2 ~ 8 ℃冷藏储存，不能冷冻。其常见的不良反应包括上呼吸道感染、腹泻、流行性感冒、头痛和恶心。极少数患儿注射部位出现疼痛、红斑、肿胀、瘙痒、瘀伤和炎症。

建议前往医疗卫生机构接受正确使用注射器的培训后，方可自行或给他人注射本品。该药具体使用流程如下。

（1）使用前用物准备：注射用卡那单抗、灭菌注射用水、酒精棉片（酒精棉签）、无菌棉球或纱布、防刺穿容器等。检查药品有效期、药品规格剂量是否正确。通过注射器的观察窗检查药品是否为白色粉状。

（2）注射部位：可选择上臂外侧、大腿前侧、腹部（以肚脐为中心的 5 cm 之外区域），不可在皮肤敏感、损伤、发红、僵硬、血管神经丰富等部位进行注射。

（3）具体实施步骤：操作者清洗双手后用酒精棉片清洁注射部位；待皮肤干燥后手持注射器中部，针头置于背离操作者的方向，拔下针帽后，在注射部位捏起一道皮肤，针头以 45° 完全插入捏起的皮肤处，后放松捏起的部位，将柱塞杆缓慢匀速向下推，直至将注射器排空；松开拇指释放柱塞杆，直至针头防护装置包裹针头，方可从注射部位取下注射器。若出血，可用棉球或纱布轻轻按压注射部位。使用后将注射器和针帽置于防穿刺容器中。

（4）配制说明：去除药品瓶盖后，用酒精棉片或棉签消毒橡胶塞盖，在室温下用 1 mL 注射器缓慢注入 1 mL 灭菌注射用水。以 45° 的角度缓慢旋转药瓶 1 分钟，然后静置 5 分钟，再轻轻上下颠倒药瓶 10 次（旋转、颠倒药瓶过程中手指避免触碰橡胶塞盖），室温下静置 15 分钟，配制成澄清至乳白的溶液，不可摇晃。再次用酒精棉片或棉签消毒橡胶塞盖，使用 1 mL 一次性无菌注射器抽吸所需注射剂量的药品后准备注射。若溶液中有颗粒，请勿使用。若配制后未能立即使用，溶液须于 2 ~ 8 ℃冷藏储存，并在 24 小时内使用完，否则丢弃处理。

Q：使用炉甘石洗剂有什么注意事项？

（1）避免接触眼睛和其他黏膜（如口、鼻黏膜等）。

（2）用药部位如有烧灼感、红肿等情况应停药，并将局部药物洗净，必要时向医生咨询。

（3）不宜用于有渗出液的皮肤。

（4）用时摇匀。

（5）过敏体质者慎用。

（6）药物性状发生改变时禁止使用。

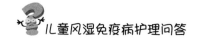

Q：注射苄星青霉素后应如何护理？

苄星青霉素属于抗生素，是一种长效青霉素，可用来治疗和预防风湿热，也可用于控制链球菌感染。青霉素过敏者禁用。

苄星青霉素具有良好的抑制细菌细胞壁合成的作用，进而达到杀菌功效，其在注射部位形成贮存库，然后缓慢释放并水解为青霉素，故苄星青霉素的药效作用时间更久。但苄星青霉素颗粒大，很难溶于水，溶解后呈混浊样，容易导致针头堵塞造成注射失败。使用该药的主要注意事项如下。

（1）注射方法为肌内注射，注射时患儿体位舒服、肌肉放松，注射成功率较高。

（2）注射后，常规观察 20 ~ 30 分钟，密切观察患儿有无过敏表现，青霉素过敏者禁用。

（3）局部护理：苄星青霉素注射完毕后需保持注射部位的清洁与干燥，短期内避免注射部位沾水，防止局部出现感染的情况。

（4）清淡饮食：苄星青霉素注射完毕后需注意饮食尽量清淡，避免食用辛辣刺激性食物，以免影响药物吸收。另外，易致敏的食物也应少量食用，避免出现过敏反应。

（5）注射后可热敷注射部位，以促进药液吸收，减轻注射部位疼痛及防止出现硬结。

第 2 节　其他护理

Q：风湿免疫性疾病患儿如何预防呼吸道感染？

（1）学会腹式呼吸：腹式呼吸能够调动中下肺部的肺泡，可以让呼吸的强度增加，能够改善肺部的换气功能和血液循环，对预防肺部感染可以起到一定的作用。

（2）进行适当的锻炼：在日常生活当中要结合自己的身体状况进行适当的锻炼，这有助于改善和增强肺部功能，能增加肺组织弹性，可提高肺泡的张开率。

（3）注意多喝水：当呼吸系统疾病出现时，人的呼吸会变得比较快，出汗也比较多，此时需要的水分会有所增加，因此患儿们在日常生活中应该注意多喝水。这有助于让气道的分泌物变得不再黏稠，利于咳出有害物质。

（4）调节饮食：在日常生活当中注意尽量少吃发酵、发霉的食物，比如臭豆腐、豆酱等，不要闻受潮的花生及其他带有霉菌的食材，系统性红斑狼疮患儿身体抵抗力差，若将致病菌吸入肺部的话，可能会导致肺部感染。

Q：什么是腹式呼吸？腹式呼吸应如何进行？

腹式呼吸法是指吸气时让横膈膜下沉，挤压内脏后使腹部凸起，呼气时用力压缩腹部使腹部下凹，从而排出肺部气体的一种

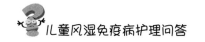

呼吸方法。其具体实施步骤如下。

（1）第一步：找一个安静的地方进行腹式呼吸，坐姿、躺下或者站姿都可以，放松身体，如果喜欢可以闭上眼睛，总之要让自己处于一个较为舒适的状态。

（2）第二步：将全部注意力都集中在腹部和呼吸上，腹部也就是肚脐往下到丹田这片区域，将一只手放在腹部，慢慢通过鼻子深深吸一口气，心里可以从1默念到5。

（3）第三步：深吸一口气时，要尽力让腹部扩充凸起，就好像腹部是一只气球一样将它充满空气，同时能感受到肺尖都充满空气。

（4）第四步：尽力吸气后再慢慢屏住呼吸，在心中从1默念到5。

（5）第五步：缓慢地通过鼻腔来呼气，同样也是可以在心中从1默念到5，呼气时腹部要能够慢慢收缩，感觉就好像是一只充满气的气球在放气一样。要确认将肺部的空气完全吐出来，可以将腰慢慢弯至90°，感觉腹部跟后背快要贴在一起时，说明肺部的空气几乎排空了。这个过程中会有一种窒息、迫不及待想要重新吸气的感觉。

重复7次上面的过程。

Q：患儿做磁共振有辐射吗？

磁共振成像，常被称为核磁共振，是将人体放置在磁场中，利用人体内水的比例大、氢质子核含量多的特点进行成像。目前被广泛应用于脑部、脊柱、腹部、心脏、大血管、关节等各系统器官病变的诊断。

磁共振是一种安全可靠的高科技检查方法，无 X 线辐射，对人体无危害、无创伤，同时具有组织分辨率高、图像更清晰的特点，适用于怀孕 3 个月以上的孕妇、胎儿及儿童的检查。

Q：行磁共振检查应注意什么？磁共振检查禁忌证有哪些？

1. 磁共振检查注意事项

（1）控制患儿睡眠，晚睡早起。

（2）2 岁以内患儿检查前先通大便，并携带纸巾、尿布、奶粉备用。

（3）如需要增强的检查项目，先在科室打上留置针，留置针是一个软管，只是为了增强检查时方便注射对比剂才建立的静脉通道；在检查前需禁食 4 小时；年龄较小、躁动不配合的患儿需镇静后才可进行检查；检查结束后，观察患儿有无过敏反应，若身体出现不适，如恶心、呕吐、呼吸困难等，及时给予处理。

（4）不要穿着有金属物质的衣裤，磁共振检查室内温度低，家长可携带无金属的衣被进入，进入检查室前要取下一切金属物品，包括发饰、眼镜、耳环、手表等，以免造成金属伪影，影响诊断效果。

2. 磁共振检查的禁忌证

（1）装有心脏起搏器、封堵器及心脏手术后留有金属物的患儿。

（2）手术后动脉夹层存留者，有人工金属心脏瓣膜病患儿。

（3）发热者、危重患儿或需要辅助仪器维持生命者。

（4）体内有铁磁性异物患儿，如体内存留有弹片或其他金属物。

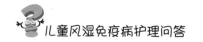

（5）有金属关节、金属牙套、金属假肢者，以及体内置有胰岛素泵者。

Q：磁共振检查项目上写的"增强"是什么意思？

检查单上的检查项目出现"增强"字眼，表明患儿进行磁共振检查时需要注射对比剂，检查前医务人员会对患儿家属解说磁共振增强检查知情同意书，需要患儿家属签名同意后才可进行检查。

进入检查室前，请提前找护理人员打上留置针，留置针是一个软管，是为了增强检查时方便注射对比剂而建立的静脉通道。注射对比剂时穿刺部位可能会有轻微的胀痛和凉意，这是正常的。

年龄较小、躁动不配合的患儿，需镇静后才可进行检查。患儿家长需挂号到儿科门诊提前咨询医生是否能使用镇静药，住院患儿可以在病房镇静后再进行检查。

增强检查结束后，需在观察区观察 30 分钟，以便出现过敏反应时及时给予处理，若身体出现不适，如恶心、呕吐、呼吸困难等，请及时告知护士。30 分钟后无不适即可拔除留置针离开。

Q：患儿做磁共振检查为什么要镇静？镇静对患儿会不会有影响？

磁共振设备噪声大，检查时间长，再加上庞大的仪器和检查环境陌生，患儿容易产生恐惧心理，在清醒状态下大多不能配合检查，会使检查图像产生运动伪影，影响诊断结果。

通常使用的镇静药物为水合氯醛，它是一种安全有效的镇静催眠剂，起效快，可引起近似正常的生理睡眠，醒后无困倦、乏力等后遗作用，不良反应少，不易蓄积中毒，对儿童较为安全。

患儿在口服水合氯醛前，需剥夺睡眠时间。1 ~ 3 个月的婴儿，建议剥夺睡眠 2 小时；4 ~ 6 个月的婴儿，建议剥夺睡眠 3 小时；7 ~ 12 个月的婴儿，建议剥夺睡眠 4 小时；1 ~ 3 岁的幼儿，建议剥夺睡眠 6 小时；4 ~ 6 岁的学龄前儿童，建议剥夺睡眠 10 小时。

Q：患儿做磁共振检查要空腹吗？磁共振检查前后需要注意什么？

腹部及增强磁共振检查需禁食（否则可能会出现呕吐、呛咳甚至窒息），其余检查不需要禁食。磁共振检查时噪声比较大，可能导致患儿哭闹不能配合，因此会给患儿用一些镇静的药物。

做磁共振检查前后的注意事项如下。

（1）检查前：在衣着方面，应穿着舒适且易于更换的衣物。磁共振是通过强大的磁场和无线电波来生成图像的，因此患儿需要避免穿着含有金属物质的衣物，比如带有金属扣子或拉链的衣服；此外，所有的金属物品，包括首饰（如耳环、项链、手环等）、眼镜、牙套、皮带扣、手机、信用卡，甚至一些化妆品（如某些含有金属颗粒的眼影）等，都应在检查前卸下；患儿如有安装心脏起搏器、神经刺激器、人工关节或者任何含有金属的植入物，务必在检查前告知医生。

（2）检查后：磁共振检查是非侵入性的，没有放射性，检查完成后，可以立即恢复正常的日常活动。增强磁共振检查中会使用对比剂，这种物质通常会在检查后的 24 小时内通过尿液自然排出体外，多喝水可以帮助清除体内的对比剂。磁共振检查后感到不适，如出现头痛、恶心、皮肤红肿等反应，应立即告知医生。

Q：患儿置入留置针后能活动吗？

置入留置针患儿可以活动。留置针输液结束以后，患儿可以适当活动，如吃饭、喝水、玩积木、做功课等；但是不能用力过度，或是进行太过剧烈的运动，如爬行、蹦跳、用力拍打置入留置针的手臂等。

Q：患儿置入留置针后有哪些注意事项？

（1）洗漱时请保持敷贴干燥，不要被水打湿，可用保鲜膜或是塑料袋缠绕覆盖留置针部位，并避免留置针浸泡在水中，以免穿刺部位发生感染。

（2）不可以用力地牵拉留置针，不可以随意拨弄留置针接头，不可以随意撕扯留置针敷贴，以防导管松脱，导致血液渗出或堵管。

（3）在更换衣服时，应该妥善固定住留置针。可在更换衣服时，用护套或是干净的袜子套住穿刺部位，在穿衣服时，先穿有留置针的肢体，再穿对侧，脱衣服时，先脱没有留置针的肢体，最后再脱有留置针的肢体。穿脱衣服时一定要小心，以免留置针受到牵拉而意外脱出。

（4）如手上留有留置针，睡觉时可套上宽松透气的丝袜，以免拉拽及压迫。如脚上留有留置针，睡觉时可套上宽松透气的丝袜并在双腿间放入柔软小枕，以免另一侧脚蹬蹭留置针，保证舒适。

（5）如果是不小心拔出留置针，不要慌张，可立即用创可贴、消毒棉球、棉签等按压住针眼；如果没有这些物品，也可以选择干净的纸巾按压，3～5分钟即可。如发现留置针针眼处发红、肿胀，敷贴松脱或被打开，接头脱落，导管内有回血等情况时，应及时联系医护人员进行处理。

Q：患儿出现关节痛能用热水袋热敷吗？如何进行热敷？

热敷可以通过促进局部组织血液循环，提高机体抵抗力和修护能力，促进炎症消散，减轻局部疼痛。皮肤及软组织内都含有丰富的血管，当接触热的物质时，局部血管即扩张充血，使机体代谢加快，促进炎症的消散、吸收。热敷后肌肉内的代谢废物也加快排泄，从而减轻疲劳感，缓解僵硬和痉挛，使肌肉松弛而舒服。由于局部的新陈代谢增强，机体的自我修护过程也得以加快。热敷方法如下。

（1）干热敷法：将60～80℃的热水灌满热水袋容积的2/3，排出气体，旋紧塞子，放置于需要热敷之处。若无热水袋，可以用耐热玻璃瓶盛热水代替。每次热敷20～30分钟，每天2～3次。

（2）湿热敷法：将毛巾或纱布浸在60～80℃的热水中，拧干抖开，折叠敷于患处，每3～5分钟更换1次，并持续15～30分钟，每天敷3～4次。在热毛巾外面可再盖一层毛巾或棉垫，以保持热度，在热敷过程中要防止烫伤。

热敷过程中注意事项：①有些情况不能热敷，如皮肤有溃烂或皮肤病者，要避免在皮损表面进行热敷，以防感染或刺激皮肤病加重。②热敷绝非越热越好。热敷的温度不宜过高，如果在皮肤比较敏感部位热敷（如眼周、会阴等），温度需要再低一些。

同时，要避免长时间固定在一个部位热敷，否则容易造成烫伤。

Q: 六步洗手法的具体步骤是什么？

手卫生是所有护理操作的前提，在对患儿进行护理前必须保证双手的清洁，医务人员、家属和患儿都应该学会六步洗手法，可用六个字总结，即"内外夹弓大立"。

内：掌心相对，手指并拢，相互揉搓（洗掌心）。

外：手心对手背沿指缝相互揉搓，交换进行（洗手背）。

夹：掌心相对，双手交叉，指缝相互揉搓（洗指缝）。

弓：弯曲手指关节在另一手掌心旋转揉搓，交换进行（洗指关节）。

大：右手握住左手大拇指揉搓，交换进行（洗拇指）。

立：将五个手指尖并拢放在另一手掌心旋转揉搓，交换进行（洗指尖）。

Q: 什么是幼年特发性关节炎的 T2T 治疗？

T2T（treat-to-target）治疗策略是近年来在风湿免疫疾病领域提出的一种新型治疗理念，旨在通过制订明确的治疗目标，并据此调整治疗方案，以最大程度地改善患者的疾病状况和生活质量。对于幼年特发性关节炎患者来说，T2T 治疗意味着医生会根据患儿的病情、年龄、身体状况等个体差异，设定一个或多个治疗目标（如减轻疼痛、减少关节肿胀、改善关节功能、降低疾病活动度等），并通过定期评估和调整治疗方案，努力实现这些目标。

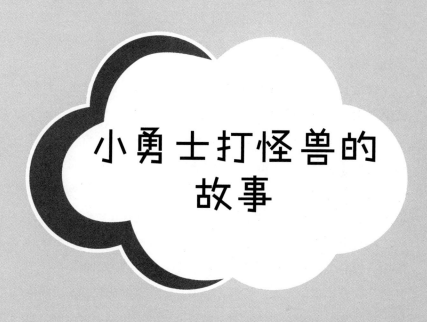

小勇士打怪兽的故事

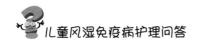

抗击系统性红斑狼疮小勇士

星辰，13岁5个月，女

我是12岁（2021年）的时候生病的，刚知道自己得了红斑狼疮那会我感觉天都要塌了，但是现在转眼间已经过去一年多了。在这一年多里，我做了好多从来没有接触过的检查，我突然就能理解"生病"了，比我想象得还麻烦。我现在已经对每个月回医院打针、检查很习惯了，虽然每次回来复诊我对药物的反应都很大，每次打点滴都想吐，但我也坚持到现在了。

我有个愿望，就是希望以后能当一名医生，为更多的人减轻病痛。我的昵称"星辰"也是我想了很久的，因为在我心里医生就像一颗颗小星星一样，医生有很多，每一个都能起到很大的作用。也就是因为有他们的存在，世界上真的少了很多被病魔折磨的人，在我眼里医生真的是很伟大的职业，它是我最崇高的理想。

罗**，14岁，女

我14岁了，我是今年（2021年）4月份的时候确诊了红斑狼疮，到现在已经过了半年吧。刚开始确诊的时候我很担心自己的学业，因为我的成绩不是很好，但又是那种努力一把就可以上高中的学生。生病是初二下学期的事，处于学业的关键时期，我很焦虑也很疑惑，我疑惑自己为什么会得这个病，我之前从来没有听说过这个病，而且生病后我不能吃辣，我可是个无辣不欢的小孩呀，所以我非常难过。

不过，既来之则安之，既然它来了我就要乐观地面对。不过听说这个病要吃很多激素和其他药，会让人长胖，我就有一点焦虑了。因为听到医院的姐姐说有的孩子回学校可能会因为变胖被同学嘲笑，我就更加有一点慌了。不过回到学校之后，我并没有被同学孤立，大家都很热情的欢迎我回来了。后来因为吃药我的脸真的胖起来了，但同学们都说我很可爱，我们班的同学真的都很好呀。所以说，跟我一样生病的小朋友也不用太焦虑，一切都会好起来的！大家一起加油呀！

很幸运的是我在医院认识了一个超级有缘分也超级喜欢的朋友，她叫嘉莉，我和她虽然才认识半年多，但是我们超级投缘。我很喜欢也很想念她，因为她真的超级好，温柔而且乐观，她会在我难过的时候安慰我。我也收到了老师的鼓励和同学们的关心，我会更乐观地面对生活，希望我在未来的日子里能遇到更多的朋友。我的英语老师和化学老师知道我得了这个病，他们告诉了我关于这个病的一些知识，还不断鼓励我。他们对我真的很好，当场我就被感动哭了，所以我会好好学习，不辜负他们对我的期望。我也很感谢夏主任，感谢医院里的每一个护士姐姐，你们都是最美的！其实我还很喜欢凌加云医生姐姐。

希望和我一样的朋友们不要放弃生活，因为生命中还有许多的美好。

未来的日子很长，加油！

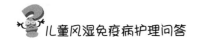

司*，16岁，女

宇宙是一口幽深的矿井，那些在黑暗中闪耀的宝石，只留给最勇敢、最执着的人。今年（2023年）是与病毒"小怪兽"认识的第4年，日子过得可真快啊，一转眼就第4年了。病发的第一年，是小升初的那个暑假，而现在我都是高一的学生啦！

生病这几年遇见了很多人，最初给我看病的是何医生和凌医生，她们都特别好。凌医生陪伴了我很久，骨髓穿刺、肾穿刺这些都是她陪着我一起的，现在好久都没有见到她了，护士姐姐说她去急诊科工作了。后来我的主治医师变成了夏医生，真的，她也特别好。以前风湿免疫科周六、周日是没有医生出诊的，但是夏医生考虑到学生周六、周日才放假，她就加了周六的门诊，一天都在门诊给我们看病。她还建了一个微信群，我们有什么结果或者突发情况都可以发群里，她都会回复。

这一次我不听话，没吃药，病就复发了。那天我来住院，夏医生看着我，当时我就很想哭，我觉得我对不起她，也对不起我自己和爸妈，因为我一切都得重来一遍。我认识到好好吃药真的很有必要，一定要遵医嘱。护士姐姐她们每天都很辛苦，比如说话声音甜甜的斐斐姐姐、打针很牛的何蓉姐姐，我喜欢她们。

我感谢遇见的所有人！小朋友们如果像我一样生病了，也不要害怕，要听医生的话，多读书、多看报、少吃零食、多睡觉，无论怎么样，快乐最重要！

抗击幼年特发性关节炎小勇士

甜甜，6岁，女

大家好，我是甜甜，今年（2023年）6岁了。一年多前，我的膝盖突然变得又红又肿，像个小气球。但不是可爱的那种，而是又痛又烫的。每天早上醒来，我都不敢动，因为稍微一动，膝盖就像被针扎一样疼。有时候疼得我哭得停不下来，妈妈也跟着掉眼泪。

走路变成了一件可怕的事。每一步都像踩在刀片上，我只能一瘸一拐地挪动。最难过的是，我再也不能和小朋友们一起玩耍了。看着他们在操场上跑来跑去，我只能坐在一旁，眼睛里盛满了羡慕的泪水。

晚上睡觉也成了煎熬。疼痛像个坏妖怪，总是在我快要睡着的时候突然出现，把我疼醒。有时候，我会在半夜痛醒，哭着喊妈妈。那种感觉，就像有人在我的膝盖里面放了一团火。

我和爸爸妈妈跑了很多医院，见了很多医生。有的医生说我是摔跤了，有的说可能是长高太快。我还做了一个叫"关节清创手术"的大手术，可是膝盖还是不听话，疼痛依然像甩不掉的影子一样跟着我。

终于有一天，我们来到了"风湿免疫科"。在这里，何医生通过各种神奇的检查，发现我得了"幼年特发性关节炎"。她解释说，这是因为我身体里有些调皮的小细胞在捣乱。

从那以后，我开始了新的治疗。刚开始打针的时候，我很害怕，常常哭得停不下来。但是护士长阿姨总是鼓励我："甜甜，你是最勇敢的小公主！每次打针都是在帮你赶走疼痛怪兽哦。"

慢慢地，奇迹开始发生了。疼痛一天天减轻，我的膝盖不再那么肿了。现在，我只需要每 3 周打 1 次针，比以前少多了。最让我开心的是，我又能跑跑跳跳了！

这段经历教会了我，痛苦虽然可怕，但勇气更强大。我要对所有正在经历痛苦的小朋友说：别害怕！我们都是勇敢的小战士。即使疼痛让你哭泣，也要记住，只要坚持下去，阳光总会再次照进来。

现在的我，终于可以和小伙伴们一起玩耍了。每当我看到膝盖上的小疤痕，就会想起这段艰难却又神奇的冒险。它提醒我，我战胜了多么可怕的痛苦，变得多么勇敢和坚强。

我要特别感谢何医生和所有帮助过我的医生护士。你们不仅治愈了我的身体，还给了我战胜疼痛的勇气。记住哦，小朋友们，不管遇到什么样的痛苦，都要勇敢地面对。我们每个人都是生命的小勇士，只要不放弃，就一定能创造属于自己的奇迹！

沈 **，5 岁，女

相信大家都有过感冒、发热、咳嗽等生病的情况，这是每个人成长过程中在所难免的事情，然而，我患的是一种很特殊的病——幼年特发性关节炎。自从生病后，我知道了病魔是个多么可怕的东西，它就像是肚子里面的蛔虫，把你弄得可难受了。

因为一次发热（2023年），我来医院做了检查，被医生确诊了幼年特发性关节炎，难耐的与疾病斗争的日子也从此开始了。可爱的、小小的我就这样在服用药物的过程中慢慢变成了一个小胖妞，我住过好多好多次院，要做的治疗和检查越来越多，住院的感受越来越度日如年。有时候我需要一天都在病房里打点滴，也不能去外面走动，所以等打完针，妈妈会马上把我带到关爱空间玩，在这里玩一会玩具能让我变得很开心。

我每天都盼着新的一天到来，我想快点出院，想呼吸外面的空气。终于！我可以出院回家了！到医院外面我就觉得空气好清新呀！心情也好很多了！我不由得感叹：健康真好啊！我用我的勇敢、坚持来与病魔对抗，希望大家也能够健健康康的。人生的路途中会遇到很多困难和坎坷，但是我们要用自己的勇气去打败它们，用坚持不懈的精神去与他们交战！所以说，健康最重要，即使生病了，那也要勇敢地去和病魔战斗！

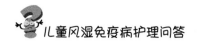
抗击高 IgE 综合征小勇士

小非，11 岁，男

我叫小非，今年（2023 年）11 岁。从出生起，我就一直有生病的困扰。我患有一种叫作"高 IgE 综合征"的罕见病。这种病的典型症状是皮疹、湿疹、鼻窦炎、食物过敏和呼吸道感染等反复发作。我从小脸上、身上就经常有皮疹，而且皮肤瘙痒、鼻塞流涕、咳嗽气喘。一开始，爸爸妈妈以为是普通的小毛病，没太当回事。但随着时间推移，情况越来越严重，他们很担心。

为了治好我的病，爸爸妈妈带我四处求医问药。有时去大城市看名医，有时尝试民间偏方，可是效果都不太理想。生病不仅让我吃了很多苦头，也给家人带来了沉重的经济和精神负担。有时实在太痛苦，我甚至希望自己从未出生过。

就在我们最绝望的时候，有人向我们推荐深圳市儿童医院的风湿免疫科。这里的医生护士都非常专业、热情，循循善诱地向我们讲解这种疾病的病因病理，制订了系统的治疗方案，包括药物、饮食、环境控制等，耐心地教我们如何正确使用药物，我的病情渐渐好转。

我永远记得第一次去深圳市儿童医院就诊的情景。那天，妈妈紧紧握着我的手，目光里透露着担忧。医院大厅里人来人往，我有些胆怯地躲在妈妈身后。一位温和的护士姐姐发现了我们，主动上前问候，并带我们去了诊室。

诊室里，一位和蔼可亲的医生就坐在那里。他仔细查看了我的病历和身体状况，然后向我们讲解了高 IgE 综合征的相关知识。原来，这种病是由于免疫系统失常所导致的，需要长期的药物治疗和生活方式的调整。我的症状虽然复杂，但只要坚持遵守医嘱进行治疗，是完全可以控制住的。

从那以后，我定期去医院就诊、复查。每次去都会被护士姐姐们亲切问候，检查时她们也会及时解答我的疑惑。逐渐地，我不再害怕打针吃药，也学会了如何预防加重和处理突发状况。医生还叮嘱我保持乐观积极的心态，让身心都健康成长。

我的症状开始减轻，精神状态也变得愈加阳光积极。终于，我可以像其他孩子一样，健康快乐地上学、玩耍了！有时，我正开心地笑着，却看到爸爸妈妈眼角湿润，他们那时欣慰的眼泪。

感激医护人员对我的悉心照料与关爱，是他们的专业和爱心拯救了我的生命，让我重拾了希望。他们不仅治愈了我的身体，更滋养了我的心灵，让我学会了勇敢面对人生的种种挑战。我一定会好好珍惜眼前的幸福生活，努力成为对社会有贡献的好孩子！

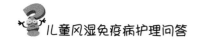

抗击 Blau 综合征小勇士

花花，5 岁，女

女儿花花在 3 岁多的时候（2021 年）通过验 DNA 检测确诊了一种罕见的疾病——Blau 综合征。这个病主要影响孩子的皮肤、眼睛和骨骼生长。花花全身都有不同程度的皮疹，虽然不痒，但是会导致皮肤很薄，每次我不小心轻轻刮到她，她都会很疼，一开始我还以为是花花撒娇，后来才知道皮疹导致的。这个病的患者容易换葡萄膜炎等，所以花花每 3 个月要做一次眼部检查。Blau 综合征最重要的影响是影响孩子的骨骼发育，孩子容易患关节炎。

风湿免疫科，讲老实话，这个科对于我们来说很陌生、很陌生，我们当时是怀着一颗非常忐忑和不安的心情办理了住院。在住院期间每天安排的检查都好多，而且时间很紧凑，虽然女儿每天都好累，但是她都很配合，不吵不闹的。最棒的是女儿 2 天内共做了 3 次磁共振成像，她都不需要灌肠麻醉，自己躺在床上 1小时不动，乖乖地配合着做完检查。最令我心疼的是女儿做骨髓穿刺和皮肤活检的时候，当时父母不能陪在身边，她很害怕，我其实也很害怕，她在里面哭我在外面哭。我以为做完这两项检查以后女儿会害怕看医生，然而并没有，她现在每周打针都能很乖地配合护士，每次打完针都会很有礼貌地谢谢护士。

她住院期间，喜欢去看护士姐姐们帮其他小朋友打针，她说护士姐姐们很温柔，护士姐姐们走来走去的好忙好辛苦。她还说那些老是不配合打针的小朋友有什么好哭的呢，护士姐姐打针又不疼的，就扎进去的时候有一点点疼而已。我是真的感恩女儿的懂事，让我们做父母的减少了很多忧愁；感谢女儿的开朗，让我们的生活多了好多色彩。

真心地谢谢护士姐姐的温柔，你们的轻声和微笑让孩子们打针、抽血、做检查的时候减少了很多恐惧。护士们的工作都是体力和技术活，打针、抽血不但位置要找准而且手还要稳，你们每天奔走在各个病房中，不是累胳膊和腰就是累腿。

还有一个我真心觉得很值得夸一夸的地方，就是儿童关爱空间，里面有手工制作，有各种各样的益智小玩具，还有义工小姐姐陪着玩游戏。

这个公益项目，不知给多少在苦闷中住院的孩子们带来了欢乐，孩子们不用一直待在病房里，也让家长们可以暂时放松放松，我女儿每次打完针后就盼着去那里玩，和义工姐姐一起做手工。真心给这一群有爱心的年轻人点赞。

最后，我想说，当女儿确诊这个病的时候，我是非常难过和自责的。那时候看着瘦瘦弱弱的她，想着这么小就遭这样的罪，我每天眼泪止不住地流。朋友们说，如果是自己家孩子的话自己会崩溃，会不知道怎么是好。其实当事情真的发生在自己身上的时候，除了和孩子一起勇敢面对，我们别无选择。无论我们多难过，我们都要做他们的引导者，我们只能给孩子多传递正能量，不能总在孩子面前表现出自己担心或者害怕，我们是他们的坚定的依靠和后盾。

女儿曾经问我为什么她每周要打针、每天要吃药，其实我当时听了心里好酸好酸，但我还是会云淡风轻地告诉告诉她，"看，像你这样每周要去打针看医生的不止你一个人，也还有其他小朋友也是一样的，这都是为了你们更好地成长，所以我们要一起加油、一起长大，爸爸妈妈都会陪着你"。

抗击免疫缺陷病小勇士

涛涛，8岁，男

我叫涛涛，8岁了（2023年）。从小我就一直身体很弱，反复咳嗽、发烧，感冒总是好不了。爸爸妈妈也很着急，经常带我去看医生，可是医生总是把我当成普通感冒治疗，吃几天药症状好像好一点，没多久又复发了。

就这样反反复复，一直到一位医生建议我们去深圳市儿童医院做进一步检查。来到这里后，医生经过详细认真的检查，终于确诊了我的病因—— X- 连锁免疫缺陷病。原来我从小就患有这种先天免疫缺陷，所以抵抗力很差，经常感冒，一感冒就好不了。

一开始，我对自己患有这么罕见的病感到很沮丧，心理很害怕。但医生和护士哥哥姐姐们都非常友善，不但详细解释了病情，还给我讲了好多其他小朋友战胜疾病的故事，他们鼓励我要保持乐观积极的心态，这样才能战胜疾病。

从那以后，我开始定期到医院输注免疫球蛋白，修复我的免疫功能。一开始那些针头看起来很可怕，但护士姐姐总是很耐心，让输液过程变得舒服许多。渐渐地，我已经完全不怕打针了。

随着免疫球蛋白的持续治疗，我的抵抗力越来越好，感冒、发烧的次数明显减少了。妈妈说，我现在长高长胖了好多，看上去比以前健康活泼多了。我也有更多的精力去上学、运动、玩耍了。

回想起前几年生病的日子，我不停地发烧、咳嗽，当时真的很害怕、很无助。但是现在我终于战胜了疾病。现在的我，就像阳光普照般充满希望和活力！我相信，只要坚持治疗、保持乐观的心态，将来一定能彻底康复，过上正常人的生活。

医生、护士还教导我，要多锻炼身体，多运动、多去户外活动，既能锻炼免疫力，也能让身心更健康。我现在最喜欢和朋友们一起踢足球跑步了，这不仅锻炼了体能，也增进了友谊。我有一个小小的梦想，就是将来能加入足球队，希望有一天能磨练出过硬的足球技巧，成为球队的队员，和队友们并肩作战，去争夺一个又一个冠军奖杯。

当然，我最大的梦想就是长大后当一名出色的医生，去帮助更多和自己一样生病的小朋友。我从小就感受到疾病的折磨，知道生命是多么脆弱和可贵，所以渴望长大后成为一名医生或护士，用自己的知识和爱心去帮助有需要的人，让更多人免受疾病的痛苦。

我由衷感谢深圳市儿童医院的医护人员，是他们的专业和爱心让我有了重生的希望。我一定会好好珍惜现在的生活，继续努力成为一个阳光健康的好孩子。

彤彤，7岁，女

我叫彤彤，今年（2022 年）7 岁，马上过完年就 8 岁了。从小我就爱生病，妈妈经常带我去医院看病，吃过很多中药，不过好像也没有太大的效果，我还是经常生病。有记忆以来，好像没几天是不吃药的。5 岁那年，我病得越来越严重，过年都是妈妈陪我在医院过的。

上次情况似乎有点严重，妈妈愁眉苦脸的，很担心我。我在医院做了好多的检查，抽了好多血。抽血的时候两个护士姐姐挤呀挤呀才好不容易抽了 9 管血，我的手臂也麻了。护士姐姐这样是不想再给我扎一针，不想我再痛一次，这是妈妈告诉我的。后来又做了个很痛的抽血——骨髓穿刺，妈妈来和爸爸换班时问我痛不痛，我说现在不痛了，爸爸还奖励给我一个玩具，是我喜欢的超级飞侠。妈妈表扬我说我真勇敢，就像汪汪队的狗狗一样。

从那次住院后开始，每个月妈妈都会带我来住院一次，有时候第二天就出院，有时候要好多天才能出院回家，到现在已经快两年了。而我从一开始的害怕扎针，要妈妈抱着才勉强完成扎针抽血，到现在一个人就可以面不改色地让护士姐姐扎，变勇敢了。其实，我内心还是会有一点害怕的，但是我知道害怕和哭泣对病没有帮助。

每次来医院我都能交到新朋友，有弟弟妹妹，也有哥哥姐姐，我们一起玩游戏、看电视，还会互相交换玩具。我经常下午去关爱空间玩玩具、做手工，医院也不是那么恐怖的，甚至有时我想待在医院也挺好的，不用上学、不用写作业。妈妈知道我这个想法后把我批评了一顿，我生病爸爸妈妈都很担心我、很心疼我，我这样想是不对的。

在医院里我积极配合医生、护士，身体越来越好。我问妈妈什么时候我可以不用打针吃药，妈妈说等我长大以后就好了，现在好好地配合医生，听医生的话才能好得快。现在的我很勇敢，不怕打针疼、不怕吃苦药。因为我知道害怕是没有用的，哭也没有用，不如好好地配合医生、护士，早点康复才能做想做的事情、去想去的地方、吃想吃的东西。

我最喜欢汪汪队里的一个口号：没有困难的工作，只有勇敢的狗狗！小朋友们要勇敢地面对病魔，只有足够勇敢、足够坚强，身体里的坏东西才不敢来找我们的麻烦。

抗击过敏性紫癜小勇士

童童，9岁，女

我叫童童，是一个9岁（2023年）的小女孩。前几天，我的肚子开始疼得厉害，就像有人在里面打架一样。妈妈带我去医院时，医生叔叔发现我的腿上有许多小红点，他告诉我，我得了一种叫"过敏性紫癜"的病，需要住院治疗。

刚住院时，我很害怕。肚子疼得我蜷缩在床上，连走路都困难。更糟糕的是，护士阿姨发现我便便里有血，医生说我暂时不能吃东西了。我感到又饿又难过，眼泪不停地往下掉。

但是，医生和护士们都很善良。他们给我打了点滴，说里面有营养，能帮助我恢复身体。护士阿姨每天都会来看我，温柔地问我感觉如何，还教我一些关于我这个病的知识。我慢慢地不那么害怕了，开始对自己的病情有了更多了解。

最让我感动的是，有一天晚上我疼得睡不着，值班的余护士坐在我床边跟我讲了很多鼓励的话。他说："童童，你是个勇敢的小姑娘。这个病虽然讨厌，但是只要我们一起努力，一定能把它赶走的！"

在医院的日子虽然辛苦，但也有快乐。我认识了隔壁床的小朋友，我们一起看动画片，互相鼓励。妈妈每天都陪在我身边，给我读我最喜欢的故事书。

终于，在住院 2 周后，医生说我可以出院了！我开心极了，因为这意味着我可以回学校了，可以见到我的同学和老师了。

离开医院那天，我依依不舍地和医生护士们告别。我真心感谢他们的照顾和鼓励，是他们帮助我战胜了病魔。我知道，这段特别的经历让我变得更坚强了。我会永远记住在医院的日子，还有那些温暖我心的人们。

抗击 ANCA 相关血管炎小勇士

希希，8 岁，女

我叫希希，今年（2022 年）8 岁。8 月的那个夏天，我的生活突然变得不同寻常。因为持续的贫血和身上突然冒出的红疹，妈妈带我去了医院。一开始，医生怀疑我可能得了过敏性紫癜，于是我开始了住院治疗。

然而，随着时间的推移，我的病情并没有好转，反而更加严重。我出现了浅表性胃炎的症状，每天都要进行大量的检查和治疗。最令我难忘的是肾穿刺的那一刻，虽然医生和护士都温柔地鼓励我，但我还是感到了一丝恐惧。他们轻轻地握住我的手，用温和的语气告诉我："不用怕，我们会一直陪在你身边。"

妈妈为了照顾我，辞掉了工作，每天都陪伴在我身边。她的辛苦和付出让我更加深刻地感受到了母爱的伟大。有时候，我需要躺在床上打一整天的点滴，看着窗外的天空，心里默默祈祷快点好起来。我知道，我不是一个人在战斗，有妈妈、有医生、有护士、有社工姐姐，还有那么多关心我的人，他们都在为我加油打气。

确诊为 ANCA 相关性血管炎后，医生们制订了详细的治疗方案。他们每天都会来病房查看我的病情，耐心解答我和妈妈的疑问。每当我感到不适或疼痛时，他们总是第一时间出现在我面前，用专业的知识和技能为我缓解疼痛。他们不仅关注我的身体健康，还关心我的心理健康，总是用鼓励的话语让我坚强面对病魔。

护士们更是无微不至地照顾我。她们每天定时为我测量体温、血压，确保我的生命体征稳定。在打针、输液时，她们总是温柔地安慰我，帮我减轻紧张和恐惧。她们还教我如何正确服药、如何保持卫生等，让我在住院期间也能保持良好的生活习惯。

除了医疗上的照顾，护士们还关心我的日常生活。她们会陪我聊天、给我讲故事，让我在病床上也能感受到快乐和温暖。有时候，她们还会带来一些小礼物，如图书、玩具等，让我在治疗之余也能享受童年的乐趣。

深圳市儿童医院的医生和护士们用他们的专业知识和爱心为我筑起了一道坚实的防线。在他们的照顾和关怀下，我的身体一天天好转，我感受到了家的温暖和力量。我相信，只要我坚持下去，就一定能战胜病魔。我要感谢他们为我付出的一切，感谢他们给我带来的希望和勇气。我会好好努力，早日康复，回到校园和同学们一起学习、玩耍。

颜 ** ，5 岁，女

我今年 5 岁了，我是在今年（2021 年）8 月 29 号的时候开始发热的，在 30 号的时候查出了重度贫血，可把我妈妈给吓坏了，当天晚上就来到了医院，并且进了 ICU 抢救。在 ICU 里我不能见到我的爸爸妈妈，我很想念他们，我也有点害怕，但我还是乖乖地听护士姐姐的话。住院进 ICU 第三天，我的血红细胞数值上来了，我被转到了血液科，然后做了各种检查，虽然有些检查让我很不舒服，但我还是很勇敢地接受了。2021 年 9 月 6 号，医生根据各种检查数据及我的症状，判断我患的是 ANCA 相关性血管炎。当医生告诉我妈妈的时候，我看到妈妈哭了，然后我就被转到了现在的风湿免疫科。来到这里，才发现有好多像我一样有免疫疾病的小朋友，虽然大家都生病了，但是小朋友们都很勇敢。

在这里，夏主任、黄医生都像妈妈一样温柔地跟我说话，给我做检查，所有的护士姐姐都很细心、温柔。慢慢地，打针我也不再哭了，我乖乖地听护士姐姐的话打针、吃药。

2021 年 10 月 4 号我终于出院啦！感谢医生阿姨、护士姐姐们给我的治疗，让我的病情稳定了，辛苦你们了！小朋友们，让我们一起加油"打怪降魔"，成为健康的小勇士吧！一定要加油哦！

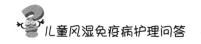

抗击大动脉炎小勇士

小帅，8岁，男

大家好，我叫小帅，今年（2023年）8岁了。我要告诉你们一个关于我生病、看医生，最后康复的故事。

几个月前，我开始觉得很累，走路的时候胳膊和腿都没劲。有时候还会发烧，头晕得像坐了旋转木马一样。最奇怪的是，我的手和脚总是凉凉的，摸起来像冰棍儿。

妈妈带我去了医院，见到了杨主任。他检查了我的手臂，发现我右边的手腕摸不到跳动，左边却能摸到。杨主任说这可能是一种叫"大动脉炎"的病。

接下来的日子里，我做了好多检查。有的检查是用像照相机一样的机器拍我的身体，有的检查要我躺在一个大圆筒里。最让我紧张的是抽血，但护士阿姨很温柔，还给了我一个小贴纸作为奖励。

杨主任解释说，我的病是因为身体里的大血管生病了，就像水管堵住了一样，血液不能顺利流动。这就是为什么我会觉得累，手脚冰凉。

住院的日子虽然有时很无聊，但有时也很有意思。护士阿姨们总是来陪我聊天，教我关于身体的知识。我还认识了其他生病的小朋友，我们一起看动画片，玩游戏。

最让我感动的是，有一天我因为打针哭了，李护士温柔地抱着我说："小帅，你是最勇敢的小战士！每一次打针都是在帮助你的身体打败坏蛋细胞哦。"从那以后，我再也不怕打针了。

慢慢地，我的身体开始好转。我不再那么容易累了，手脚也暖和了起来。终于有一天，杨主任告诉我可以出院了！我又高兴又有点舍不得，因为医院里的叔叔阿姨们都成了我的好朋友。

离开医院那天，我给每个人都画了一幅画表示感谢。我对杨主任说："谢谢您治好了我的血管！"杨主任笑着说："小帅，是你自己勇敢地战胜了病魔，我们只是帮了一点小忙。"

现在，我又能开开心心地上学了。每当我看到手腕上的小伤疤，就会想起在医院的日子。那段经历教会了我勇敢和坚强，也让我明白了医生和护士有多么了不起。

我要对所有帮助过我的医生和护士说：谢谢你们！你们就像魔法师一样，把病痛变成了快乐和希望。我长大以后也要当一名医生，帮助更多的小朋友！

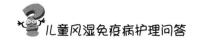

抗击幼年皮肌炎小勇士

欣欣，12岁，女

我叫欣欣，今年（2023年）12岁了。我想分享一段我生命中的特别经历，希望它能带给你们一些勇气和力量。

一年前，我的双手掌和手背、鼻部、上眼睑突然出现了红色皮疹，它们像火焰一样灼烧着我的皮肤。不仅如此，我还时常感到身体发热，关节疼痛如针刺，四肢近端的肌肉也变得无力，让我连站立和下蹲都变得异常困难，活动受限使我的日常生活变得一团糟。爸爸妈妈焦急地带我去医院，但病情并没有好转。

后来，我住进了深圳市儿童医院。那里的医生为我做了许多检查，给我用了很多药。有一段时间，我的病情甚至恶化到需要住进重症监护病房。那里的机器轰鸣不止，周围的孩子们因为病痛而呻吟，每当夜深人静时，我都会感到害怕和无助。

但是，我并不孤单。风湿免疫科的罗护士长就像一位天使一样，每天都来监护病房看望我，给我鼓励和安慰。她告诉我，只要我坚强，就没有什么能够打败我。她的话给了我很大的力量，我告诉自己，一定要坚强，一定要战胜这个疾病。

经过医生们的精心治疗和护士们的细心照顾，我终于确诊了自己的疾病——重叠综合征，是幼年皮肌炎和干燥综合征的组合。虽然这个名字听起来很可怕，但我知道只要我积极配合治疗，就一定能战胜它。

现在，我已经习惯了定期到医院接受治疗，医生护士们都非常关心我，他们不仅给我治疗身体上的病痛，还关心我的心理健康。我知道自己不是一个人在战斗，有很多人在支持我、鼓励我。

我想对所有关心我的人说声谢谢，是你们的关爱和支持让我变得更加坚强。我也想对所有正在经历病痛折磨的孩子们说：不要害怕，我们都有战胜疾病的勇气和力量。只要我们坚强、乐观、积极配合治疗，就一定能够战胜病魔，重新拥抱美好的生活。

恒娟，12岁，女

我叫恒娟，是小学六年级的学生。

2022年4月7日，我的双脚突然无力，楼梯都上不了，妈妈带我去医院看，但是也查不出病因。那几天我们去了好多的医院做检查。

4月18日，我摔倒了，打了"120"急救电话，妈妈把我送到了医院，当时我的心率不稳，呼吸困难，医生给我下了病危通知书，并让我的妈妈签字。几个小时后，我的情况越来越严重，医生建议妈妈把我转到深圳市儿童医院治疗，妈妈马上就把我转到了深圳市儿童医院，急诊科的医生立即把我转到了重症监护室。重症监护室的医生也给我下了病危通知书，让妈妈签字。接下来的几天，我做了一系列的检查，诊断我是系统性红斑狼疮。

4月25日，我转到了普通病房，医生觉得我的病情很奇怪，就重新做了一遍检查，这次确诊我是皮肌炎。经过一系列的治疗，我的病情有所好转。

6月1日，我的屁股长出了一个压疮，可能是在重症监护室躺太久了，所以要做个小手术。可是当时新型冠状病毒疫情很严重，直到6月27日早上我才做上手术，我的手术很成功。

7月12日，我战胜了病魔，回到家中调养。

8月10日，我回医院做了一次全面检查：心电图、脑电图、眼科、脑部CT、心脏超声五项。

现在的我已经长胖了，33.4 kg了，因为我每天锻炼，吃东西很快乐。

感谢这一次的"旅途"，让我明白了医生的不容易，是他们救回了我的这条生命，更让我明白了生命是多么的珍贵。我会好好珍惜的。

抗击风湿热小勇士

雅雅，6 岁，女

我叫雅雅，这是我第二次住院，我第一次住院住了 25 天，我是在暑假（2023 年）的时候生病的，那时候我关节痛、手上长了很多结节。原本说是住院 1 周的，但后面有点严重了，所以住院时间延长了，为了查找病因。我当时需要一直做着心电图监测，不能下床。有一次出去做检查的时候，妈妈带我路过了关爱空间，那时我进来玩了一会儿，我发现这里好好玩。现在我是第二次住院了，情况也好了很多，不治疗的时候我都能出来玩。

之前我住院的时候需要一直打激素控制病情，一直打了 15 天，现在我换成了吃的激素药，医生说我后面需要一个月来医院打一次针。

我有一个非常可爱的妹妹和一个可爱的弟弟，因为弟弟太小了，妈妈需要带着他陪我住院照顾我们。第一次做骨髓穿刺的时候，我是自己进去手术室的，因为妈妈要照看弟弟不能陪我进去，妈妈就抱着弟弟在外面等我。但是我一点都不害怕，只是哭了一点点，出来的时候眼睛红红的，我看到妈妈她哭了。因为奶奶有教过我要坚强，不哭。还有一次我自己去抽了好多管血，我也不哭，我闭上了眼睛就觉得不痛了。我的同学们说过："抽血闭上眼睛就不会痛。"所以我就学了一下，真的不痛了。我还自己去做了好多其他的检查，因为我知道妈妈照顾我和弟弟很辛苦。

这是我第二次哭，我刚刚打了青霉素，实在是太痛了就没有忍住。我这次住院住已经住 6 天了，明天要做胃镜，还要做磁共振我有点害怕，医生说我今晚不能吃任何东西。我现在有在坚持吃阿司匹林还有其他的药，要坚持吃药才能快点好起来。

我在医院交到了很多新朋友，有护士姐姐，还有和我一样生病的小妹妹、小姐姐，我喜欢认识新的小病友。我喜欢在医院里画画、做手工，我在这里参加了做手账活动，完成后姐姐还送给我一个手账礼盒礼物。我还参加了国庆节的套圈圈活动，获得了奖品，好开心。

现在我的结节没有了，手和脚也不痛了，是因为我打了几次针我的结节才会没有的，医生们真的很厉害，护士姐姐也很温柔，我非常喜欢这里的医生和护士，他们都是我的英雄。

关爱空间
——患儿的乐园

　　为了更好地帮助患儿，让患儿和家庭在病痛之中感受到来自社会的无私关爱与温暖，

　　深圳市关爱行动组委会办公室（市关爱办）发起、中兴通讯公益基金会慷慨资助、成立了深圳市儿童医院·Vcare关爱空间（关爱空间）。这个"空间"成功连接了大学生及企业志愿者团体资源，定期策划并开展欢庆佳节、儿童成长、科技启蒙等一系列互动性活动，位于深圳市儿童医院 B 楼 12 楼，如今已成为风湿免疫病区患儿及其家庭的温馨家园。

在这里，医护人员与关爱空间的社工姐姐们筑起爱心长城，致力于为每一位患儿提供全方位的医疗护理与心理支持。我们不仅专注疾病的治疗，更将关注的目光投向了患儿及其家庭在疾病面前的勇气和坚韧。为了给予大病、慢性病患儿及其家庭在漫长的抗病过程中更多的关怀与能量，关爱空间特别发起了"小勇士故事"征集活动。

这一活动诚挚地向小患者们征集他们的抗病故事，邀请患儿家庭分享自己的真实经历。这些故事，有的可能来自患儿自身，讲述了他们勇敢面对疾病的历程；有的则来自家长，透露着他们在孩子疾病面前的艰辛与希望。这些故事共同描绘了孩子们面对疾病不屈不挠、勇敢抗争的真实画卷。

特别感谢深圳市关爱办及深圳市儿童医院主办、中兴通讯公益基金会冠名资助、深圳市社福社会工作督导与评测发展中心运营的"深圳市儿童医院·Vcare关爱空间"项目收集并提供的患儿抗病小故事。

通过分享这些故事，我们期望能够引起更多人对住院患儿生活的关注，提高他们的社会关注度。同时，我们也希望这些故事能够成为患儿们前行的动力，给予他们鼓励与力量，让他们知道，他们并不孤单，有无数人在默默地支持着他们，陪伴他们度过每一个难关。

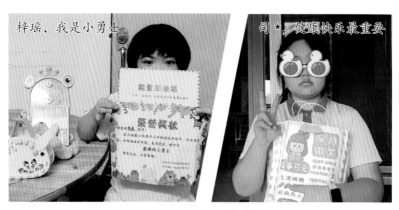

梓瑶，我是小勇士

司★，健康快乐最重要

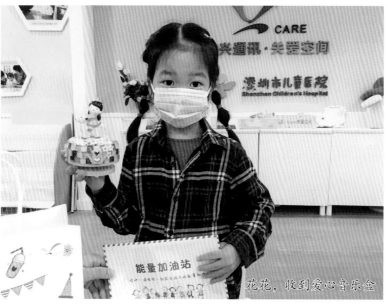

花花，收到爱心音乐盒

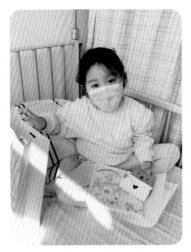

颜★，打怪降魔小勇士

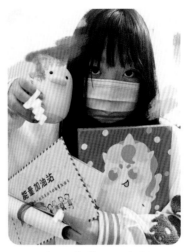

罗★，坚持，不气馁

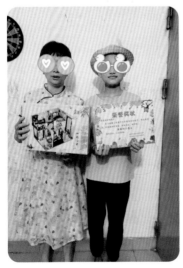

恒娟，我们在一起

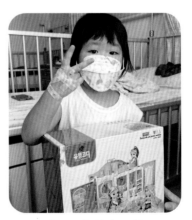

沈★，打针我不怕